Richtig handeln beim Herzstillstand – Warum sofortige Reanimation so wichtig ist

Jan C. Behmann • Bernd W. Böttiger

Richtig handeln beim Herzstillstand – Warum sofortige Reanimation so wichtig ist

Prüfen – Rufen – Drücken

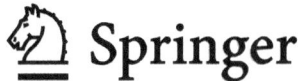

Jan C. Behmann
medicteach GmbH
Mühlheim am Main, Deutschland

Bernd W. Böttiger
Medizinische Fakultät der Universität zu Köln
Universitätsklinikum Köln
Köln, Deutschland

ISBN 978-3-662-70544-5   ISBN 978-3-662-70545-2   (eBook)
https://doi.org/10.1007/978-3-662-70545-2

Die Deutsche Nationalbibliothek verzeichnet diese Publikation in der Deutschen Nationalbibliografie; detaillierte bibliografische Daten sind im Internet über https://portal.dnb.de abrufbar.

© Der/die Herausgeber bzw. der/die Autor(en), exklusiv lizenziert an Springer-Verlag GmbH, DE, ein Teil von Springer Nature 2025

Das Werk einschließlich aller seiner Teile ist urheberrechtlich geschützt. Jede Verwertung, die nicht ausdrücklich vom Urheberrechtsgesetz zugelassen ist, bedarf der vorherigen Zustimmung des Verlags. Das gilt insbesondere für Vervielfältigungen, Bearbeitungen, Übersetzungen, Mikroverfilmungen und die Einspeicherung und Verarbeitung in elektronischen Systemen.
Die Wiedergabe von allgemein beschreibenden Bezeichnungen, Marken, Unternehmensnamen etc. in diesem Werk bedeutet nicht, dass diese frei durch jede Person benutzt werden dürfen. Die Berechtigung zur Benutzung unterliegt, auch ohne gesonderten Hinweis hierzu, den Regeln des Markenrechts. Die Rechte des/der jeweiligen Zeicheninhaber*in sind zu beachten.
Der Verlag, die Autor*innen und die Herausgeber*innen gehen davon aus, dass die Angaben und Informationen in diesem Werk zum Zeitpunkt der Veröffentlichung vollständig und korrekt sind. Weder der Verlag noch die Autor*innen oder die Herausgeber*innen übernehmen, ausdrücklich oder implizit, Gewähr für den Inhalt des Werkes, etwaige Fehler oder Äußerungen. Der Verlag bleibt im Hinblick auf geografische Zuordnungen und Gebietsbezeichnungen in veröffentlichten Karten und Institutionsadressen neutral.

Planung: Anna Krätz
Springer ist ein Imprint der eingetragenen Gesellschaft Springer-Verlag GmbH, DE und ist ein Teil von Springer Nature.
Die Anschrift der Gesellschaft ist: Heidelberger Platz 3, 14197 Berlin, Germany

Wenn Sie dieses Produkt entsorgen, geben Sie das Papier bitte zum Recycling.

Geleitwort Rechtsanwalt Prof. Dr. jur. Matthias Prinz, LL. M., Hamburg/New York

„Ich verdanke der Reanimation mein Leben"

Am frühen Morgen des 28.10.2014 bin ich gestorben. Ich hatte beim Joggen einen Herzstillstand mit Multiorganversagen und lag quasi tot auf der Straße. Eine Joggerin sah mich auf dem Boden liegen und begann sofort mit einer Herzdruckmassage. Die Joggerin war Elise Peters – sie ist Flugbegleiterinbei bei der Lufthansa und zu ihrer Ausbildung gehört eine regelmäßige Auffrischung der Erste-Hilfe-Maßnahmen und das Trainieren der Herzdruckmassage.

Ich war bisher 14 Marathons gelaufen: zweimal in New York, zweimal in Berlin, zehnmal in Hamburg, und ich hatte zwei Dutzend olympische Triathlons bewältigt. Jeden Morgen lief ich um die Hamburger Alster – 7,5 km, an manchen Tagen zweimal. Während der Marathonvorbereitungen bin ich manchmal über 30 km am Tag gelaufen, um mich an die Belastung zu gewöhnen. An dem Tag, der mein Leben radikal veränderte, bin ich keine 1,5 km weit gekommen. Dann habe ich meiner Frau und meiner Tochter, die mit mir liefen gesagt: „Mir geht es heute nicht so gut. Lauft ihr mal allein weiter. Ich gehe ein wenig." Die beiden liefen weiter. Meine Frau wunderte sich über meine ungewöhnliche Schwäche und kam zurück, um nach mir zu sehen. Ich bin in ihren Armen zusammengesackt und lag am Boden. Dass ich heute noch lebe und auch noch einen klaren Kopf habe, verdanke ich Elise Peters, keine Frage! Wenn sie nicht vorbeigekommen wäre und sich bei meiner Herzdruckmassage blutige Knie geholt hätte, wäre ich wahrscheinlich dort an der Alster gestorben. Die Tatsache, dass ich es noch ins Krankenhaus geschafft habe und sich dort Professor Kuck persönlich um mich kümmerte, ist mein persönliches Überlebenswunder.

Ich verdanke der Reanimation mein Leben und hatte ein Riesenglück. Damit auch viele andere Leben gerettet werden können, muss man Laienreanimation lehren und lernen. Je besser wir es schaffen, diese Kenntnisse zu verbreiten, umso eher können auch andere Leute gerettet werden, die ein ähnliches Schicksal haben wie ich!

Professor Dr. jur. Matthias Prinz, LL.M.

Hamburg, im Juni 2025

Vita

Prof. Dr. jur. Matthias Prinz, LL.M., geb. 1956 in Berlin. Studium der Rechtswissenschaften an der Universität Hamburg. 1983 Master of Laws (LL.M.) an der Harvard Law School, 1984 Zulassung als Rechtsanwalt im Staat New York. 1985 Promotion in Hamburg. Seit 1997 Honorarprofessor an der Freien Universität Berlin. Spezialisierung auf Presse- und Medienrecht, mit dem sogenannten Caroline-Urteil erlangte er weltweit Bekanntheit. Seit 1985 mit eigener Kanzlei in Hamburg niedergelassen.

Kontakt: Prinz Rechtsanwälte PartG mbB, Johnsallee 22, 20148 Hamburg

Jan C. Behmann

Vorwort

Vor einiger Zeit klingelte mein Telefon. Ein langjähriger Kunde war am Apparat, er würde mich gerne als Redner buchen. Die Führungskräfte des Unternehmens planten, sich in ein Hotel im Ausland zurückzuziehen, um mittels verschiedener Impulsvorträge neue Denkansätze zu kreieren. Ich schaute argwöhnisch in meinen vollen Terminplan und lehnte spontan ab. Der Ansprechpartner ließ aber nicht locker, ich solle doch einfach ein Angebot senden. Ich tippte also nach dem Auflegen eine illusorisch hohe Summe in das Angebotsformular, sendete es ab und hatte das Ganze für mich bereits ad acta gelegt als keine 45 Minuten später die Zusage kam.

Ich ging die Treppe hoch in die kleine Bibliothek über meinem Büro, setzte mich in meinen Lesesessel, und legte Bill Evans' „Peace Piece" in den CD-Spieler ein.

Und als ich so dasaß und Evans' Klavierspiel lauschte, fiel mir spontan ein Satz ein: „Wer hat keinen besten Freund?"

Und meine Antwort war: „Ich. – Zumindest nicht mehr."

Ich ließ meinen Blick über die unzähligen Buchrücken schweifen, wie ich es gerne tue, wenn ich auf der Suche nach einer bestenfalls guten Idee bin. Giovanni di Lorenzo, der langjährige Chefredakteur der Wochenzeitung *Die Zeit*, schrieb einmal zusammen mit Axel Hacke ein Buch über das Leben. Während des Schreibens merkten sie, dass es rein essayistisch nicht funktionierte. Es gelte, ein Stück weit sich selbst zu offenbaren, da man die Menschen auf der Sachebene nur erreiche, wenn man sie auch in ihrer Seele berühre. Als ich das Buch von di Lorenzo und Hacke im Regal stehen sah, wusste ich sofort, wie ich das Publikum tief in ihrer Emotionalität erreichen würde – aber es würde mir große Courage abverlangen, den Vortrag auch wirklich so zu gestalten.

Es war früher Abend eines kalten Wintermonats als mein bester Freund mit Bekannten um einen Tisch in einem Café saß. Die Stimmung war fröhlich, die ersten Getränke waren gerade serviert, als er ohne jegliche Vorzeichen plötzlich kollabierte. Die Umstehenden riefen den Rettungsdienst und versuchten zaghaft, ihm zu helfen. Die Sorge, etwas falsch zu machen, war extrem groß, die Hoffnung auf das Eintreffen des Rettungsdienstes überwog.

Er sollte diesen Abend nicht überleben.

Wir waren verabredet gewesen, exakt 24 Stunden später. Was wäre gewesen, wenn? Ein müßiges, weil unglaublich kräftezehrendes Gedankenspiel.

Fakt ist aber, dass eine suffiziente Laienreanimation seine Überlebenschance signifikant gesteigert hätte. Jahrzehntelang hatten wir uns gemeinsam für die Verbreitung des Erste-Hilfe-Wissens, insbesondere des Wissens über die Reanimation, eingesetzt. Und nun war er selbst in so einer Situation gestorben. Es war so unfassbar niederschmetternd.

Die Führungskräftekonferenz fand in einem geradezu lauschigen Hotel in der Toskana statt. Abends hörte man die Zikaden zirpen, und die Vorhänge wehten im Rhythmus des seichten Windes hin und her. In dieser Situation wirkte nichts ferner, als einen Vortrag über die Endlichkeit des Lebens zu halten.

Ich bat zu Beginn meines Vortrags, dass jede:r im Saal sich ihren/seinen beste:n Freund:in intensiv emotional imaginieren sollte, und fuhr dann mit dem faktischen Teil fort. Das Thema Reanimation wird oft zu einem surrealen Wahrnehmungskonstrukt: Es wird zwar als möglich angesehen, aber doch als äußerst unwahrscheinlich abgetan – ein Selbstschutz des Gehirns. Niemand möchte sich gerne mit der Anerkennung der unabdingbaren Endlichkeit des Lebens auseinandersetzen (muss es dann aber irgendwann zwangsweise). Nebenbei sei erwähnt, dass die meisten Herz-Kreislauf-Stillstände im häuslichen Umfeld stattfinden. Es sind also sehr oft Personen, die man nicht nur kennt, sondern zu denen man sogar eine höchst emotionale Beziehung hat.

Im Finale meiner Rede bat ich das Publikum erneut, sich die/den beste:n Freund:in vorzustellen, und blendete dann zu meiner Schlussfolie über, die keinerlei Text mehr beinhaltete, sondern nur noch ein Bild:

das Bild meines besten Freundes.

Mühlheim am Main, im Juni 2025   Jan C. Behmann

Vorwort Univ.-Prof. Dr. med. Dr. h.c. Bernd W. Böttiger

„Hauptsache heftige Herzdruckmassage" – das wird viele Menschen retten

Wir könnten allein in Deutschland mindestens 10.000 Menschenleben und vielleicht sehr viel mehr jedes Jahr zusätzlich retten, wenn alle wüssten, wie einfach eine erfolgreiche Wiederbelebung ist. Wiederbelebung ist kinderleicht, man muss einfach nur alle Aufmerksamkeit auf die Herzdruckmassage legen. Das Blut muss wieder fließen durch die Herzdruckmassage, die die Funktion des ausgefallenen Herzens von außen übernimmt. Wichtig zu wissen ist: Man darf bei einem Herz-Kreislauf-Stillstand niemals auf den Rettungsdienst warten. Der braucht im Median 9 Minuten und kommt damit leider fast immer zu spät. Das Gehirn stirbt bereits nach 3–5 Minuten und ist dann auch durch nichts mehr, was wir im Rettungsdienst oder in der Klinik haben, zu retten. Ich habe sehr viele Jahre versucht, Interventionen und Medikamente zu finden, die hier helfen, und musste feststellen: Es gibt leider gar nichts, außer vielleicht die Kühlung im Krankenhaus.

Mein bzw. unser Ziel ist es, mit diesem Buch dazu beizutragen, dass deutlich mehr Menschen nach einem Herz-Kreislauf-Stillstand gut überleben. Dafür muss einfach nur jede und jeder wissen, wie kinderleicht die Herzdruckmassage geht. Der Herz-Kreislauf-Stillstand ist bei uns die dritthäufigste Todesursache. Und es könnten so sehr viel mehr Menschen gut überleben. Wir wissen, dass sich das Überleben verdreifacht, wenn man nur die ersten Minuten bis zum Eintreffen des Rettungsdienstes gut überbrückt: „Hauptsache heftige Herzdruckmassage" – durch Kinder, durch Laien, durch Telefonreanimation, durch Ersthelfende, das ist der Weg. Die Herzdruckmassage, das müsse eine „Bürgerpflicht" sein, wie mir einmal die Mutter eines erfolgreich wiederbelebten Jungen sagte. Die Beatmung und auch der automatisierte

Defibrillator sind beides nur die Kür. Beide soll und darf man nur dann durchführen, wenn man sie ganz sicher beherrscht, dazu bereit und darin auch gut ausgebildet ist. In jedem Fall macht beides dann ohnehin der Rettungsdienst.

Sie werden bei der Lektüre unseres Buches bereits nach wenigen Minuten eine Lebensretterin bzw. ein Lebensretter sein können. Genießen Sie die Lektüre und werden Sie zur Lebensretterin und zum Lebensretter. Und geben Sie dann bitte Ihr Wissen an alle Ihre Familienangehörigen, Freundinnen und Freunde weiter, denn die meisten Herz-Kreislauf-Stillstände passieren zu Hause.

Alles, was man braucht, um ein Leben zu retten, sind zwei Hände. So fließt wieder Blut zum Gehirn, und das Gehirn überlebt, bis Ersthelfende oder der Rettungsdienst vor Ort sind.

Danke schön.

Köln und Heidelberg, im Juni 2025						Bernd W. Böttiger

Inhaltsverzeichnis

1 Erfahrungsbericht: Wie ich einem Menschen auf offener Straße das Leben rettete … 1

2 Grundlagen zur Reanimation … 5

3 Interview mit Univ.-Prof. Dr. med. Dr. h.c. Bernd W. Böttiger … 13

4 Interview mit dem Juristen Prof. Dr. jur. Steffen Augsberg … 29

5 Interview mit einem Patienten der Mobilen Retter … 37

6 Interview mit dem Ersthelfer Guido des Mobile Retter e. V. … 41

7 Interview mit dem Geschäftsführer des Mobile Retter e.V. Stefan Prasse … 45

8 Interview mit dem Leiter einer Rettungsleitstelle (i.R.) Achim Hackstein … 53

9 Interview mit der Arbeits- und Organisationspsychologin Dr. phil. Anja Huber … 59

10	Interview mit dem Notarzt Dr. med. Florian Koroska	67
11	Interview mit der Notärztin Sandra Peters	73
12	Interview mit dem ersten Vorsitzenden des Vereins Region der Lebensretter Prof. Dr. med. Michael Müller	79
13	Interview mit dem Ersthelfer des Vereins Region der Lebensretter Thomas Steuber	93
14	Interview mit dem Risikoforscher Prof. Dr. rer. pol. Ortwin Renn	107
15	Interview mit der ehemaligen Schulsanitäterin Kea Metje	115
16	Interview mit dem Seelsorger Thomas Kammerer	123
17	Interview mit dem Psychologen Martin Egerth und dem Flugkapitän Ekrem Sengün	131
18	Interview mit dem Notfallmediziner Prof. Dr. med. Jan Breckwoldt	145
19	Interview mit dem Psychotherapeuten Lukas Morrien, M.Sc.-Psychologe	153
20	Interview mit dem Ärztlichen Leiter Rettungsdienst Frankfurt am Main Dr. med. Frank Naujoks	165

Über die Autoren

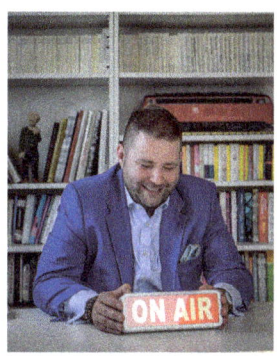

Credit: Peter von Felbert

Jan C. Behmann geboren 1985 in Hannover.
Notfallsanitäter, Ausbilder für Erste Hilfe, Fachkraft für Arbeitssicherheit, geprüfter Brandschutzbeauftragter sowie Leiter einer ermächtigten Stelle für die Ausbildung in Erster Hilfe. Er arbeitete hauptberuflich im Rettungsdienst u. a. am Frankfurter Flughafen auf Rettungs- (RTW) und Notarztwagen (NAW).

2007 Gründung der Firma medicteach, die er bis heute als geschäftsführender Gesellschafter führt. Er berät weltweit in deutscher und englischer Sprache und ist auf Arbeitssicherheits- und Brandschutzfachberatung in den Branchen Data Centre, Law, Finance, Private Equity und Tax spezialisiert.

Autor mehrerer Fachbücher und Romane, u. a. eines zugelassenen Erste-Hilfe-Lehrwerks, eines Brandschutzlehrwerks und zahlreicher Fachartikel. Seit 2017 freier Autor der Wochenzeitung *Der Freitag*. Als Verleger leitet er die edition:behmann, in der seine Romane, Bildbände und ein Teil seiner Fachbücher in deutscher und englischer Sprache erscheinen. Er liest als Sprecher Hörbücher ein. 2024 rief er mit seiner Firma das *Christopher-Bulle-Stipendium* aus, welches seitdem jährlich an Künstler:innen verliehen wird.

Er berät zudem Unternehmen in Fragen der Kommunikation, des Teambuildings, der Workflow-Strukturierung sowie der Architektur und Implementierung neuer Softwareanwendungen.

Kontakt: medicteach GmbH, medicteach.de, behmann.de

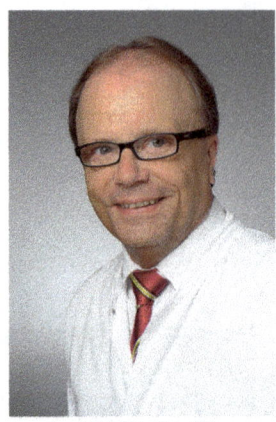

Credit: Medizin Foto Köln

Univ.-Prof. Dr. med. Dr. h.c. Bernd Walter Böttiger ML, DEAA, FESC, FERC, FAHA, FESAIC

Bernd Böttiger studierte Humanmedizin an der Universität Heidelberg. Von 2007 bis 2024 war er Ordinarius und Direktor der Klinik für Anästhesiologie und Operative Intensivmedizin an der Uniklinik Köln. Ein wesentlicher Schwerpunkt seiner wissenschaftlichen und gesundheitspolitischen Tätigkeit sind der Herz-Kreislauf-Stillstand und die darauffolgende Reperfusion. Die intensive wissenschaftliche Beschäftigung mit diesem Themenbereich erfolgte dabei durch eine interdisziplinäre Kombination klinischer und grundlagenorientierter experimenteller Forschung. Ein wichtiger Erfolg in diesem Zusammenhang ist die unter seiner Leitung durchgeführte internationale multizentrische Studie zur Thrombolyse während der kardiopulmonalen Reanimation (TROICA). Für die bisherigen wissenschaftlichen Arbeiten wurden seiner Arbeitsgruppe und ihm zahlreiche nationale und internationale Preise verliehen. Seit Jahren engagiert er sich außerdem auf nationaler und internationaler Ebene für die Ausbildung der Bevölkerung, insbesondere der Schülerinnen und Schüler in Wiederbelebungstechniken. Von 2009 bis 2016 war er Präsidiumsmitglied der Deutschen Gesellschaft für Anästhesiologie und Intensivmedizin (DGAI). Er ist seit dem Jahr 2012 Vorstandsvorsitzender des Deutschen Rates für Wiederbelebung (German Resuscitation Council, GRC). Nachdem er fünf Jahre Vorsitzender und acht Jahre Director Science and Research des European Resuscitation Council (ERC) war, ist er seit 2020 Schatzmeister des ERC. Seit 2014 ist er gewähltes Mitglied in der Leopoldina, der Deutschen Akademie der Wissenschaften. Von 2015 bis 2023 war er Präsidiumsmitglied der Deutschen Interdisziplinären Vereinigung für Intensiv- und Notfallmedizin (DIVI) und seit 2017 ist er auch als gewähltes Beiratsmitglied in der DIVI–Stiftung tätig. Seit der Amtsperiode 2017 ist er Mitglied und von 2021 bis 2023 war er Vorsitzender in dem wissenschaftlichen Komitee für „Critical Emergency Medicine" der European Society of Anaesthesiology and Intensive Care (ESAIC). Des Weiteren ist Professor Böttiger erneut als Mitglied in die „Advanced Life Support" (ALS) Taskforce des International Liaison Committee on Resuscitation (ILCOR) gewählt worden. 2019 ist Professor Böttiger als „International Fellow of the American Heart Association (FAHA)" ausgezeichnet worden. 2024 wurde er als TOP-Mediziner auf der FOCUS-Ärzteliste ausgezeichnet. Professor Böttiger hat mehr als 500 internationale, in Medline verzeichnete Publikationen und einen h-Faktor von 77.

Kontakt: Deutscher Rat für Wiederbelebung (German Resuscitation Council, GRC e.V.), GRC Geschäftsstelle, Priwittstraße 43, 89070 Ulm und Deutsches Rotes Kreuz (DRK e.V.), Generalsekretariat, Carstennstraße 58, 12205 Berlin

E-Mail: bernd.boettiger@uk-koeln.de

1

Erfahrungsbericht: Wie ich einem Menschen auf offener Straße das Leben rettete

Von Jan C. Behmann

Meine Leasingrückgabe lässt mich unruhig schlafen. Was, wenn eine hohe Rechnung in das Sommerloch meiner Firma schwappt? Der Fahrzeugaufbereiter hat ein Herz für sorgenvolle Rückgeber. Die Freude ist daher groß, als die Aufbereitungskosten sich im Rahmen halten. Doch statt mir die Rechnung zu geben, reißt er seinen Arm hoch und zeigt direkt hinter mich. „Da liegt einer!", ruft er laut. Jaja, meine ich selbstgefällig, wer sollte hier im durch Autos dominierten Industriegebiet ... oh! ... denke ich noch beim Umdrehen und sehe, dass ein Mensch mit dem Gesicht auf dem Asphalt liegt.

Jährlich erleiden in Deutschland mehr als 70.000 Menschen einen OOHCA. Diese krude Abkürzung steht für *out-of-hospital cardiac arrest*, den plötzlichen Herzstillstand außerhalb eines Krankenhauses. Er bedeutet für viele Menschen hierzulande den sicheren Tod – trotz unserer perfekten medizinischen Infrastruktur. Oder gerade deswegen?

Die meisten Menschen lächeln beschämt, wenn sie an ihren letzten Erste-Hilfe-Kurs erinnert werden. Müsste man ja auch mal wieder machen, ist ja so wichtig. Machen tun es dann die wenigsten. Der Autor glaubt, dies liegt im Kern auch daran, dass viele sich, wenn auch unbewusst, auf die grandiose Versorgungssituation verlassen. Wir haben gesetzlich definierte Hilfsfristen, in wie viel Prozent der Fälle ein Rettungsmittel seinen Einsatzort erreichen muss. Und auch wenn hier und da bei dieser Hilfsfrist etwas im Argen liegt: Wir haben zumindest eine. Und die materielle Ausstattung und die Ausbildung sind im Vergleich zu vielen anderen Ländern herausragend einheitlich hoch.

© Der/die Autor(en), exklusiv lizenziert an Springer-Verlag GmbH, DE, ein Teil von Springer Nature 2025
J. C. Behmann, B. W. Böttiger, *Richtig handeln beim Herzstillstand - Warum sofortige Reanimation so wichtig ist*, https://doi.org/10.1007/978-3-662-70545-2_1

Ich sehe ihn, Schuhe mit Profil, der Körper liegt schlaff mit dem Gesicht auf dem Boden. Keine Regung, wie sie für eine kurze Kreislaufschwäche typisch wäre: Der Mensch rappelt sich nach Flachlage wieder auf. Hier passiert nichts. Wir hetzen die Meter zu dem unbekannten Herrn. Er ist auf laute Ansprache erweckbar, gibt ungefragt Schmerzen in der Brust und eine Vorgeschichte des Herzens an. Noch ist er ansprechbar und atmet, dennoch ist er in Lebensgefahr.

Das Problem bei einem Herz-Kreislauf-Stillstand ist, dass er nicht auf den perfekt organisierten Rettungsdienst wartet. Denn er tötet: Nach 3–5 min entstehen irreversible Schäden am Gehirn. Ändern kann dies also kein oft herbeigesehnter Rettungshubschrauber, keine noch so gestraffte Eintreffzeit des Rettungsdienstes. Der Ball liegt, um es in Fußballsprache zu sagen, im Feld der Menschen, die um den Patienten herumstehen. In der Leitlinie, die die Reanimation regelt, gibt es dafür einen Begriff: „Bystander-CPR", also kardiopulmonale Reanimation (CPR) durch Umstehende. Ganz gleich, wer sie sind oder ob sie einen Erste-Hilfe-Kurs absolviert haben: Sie sollen den Kreislaufstillstand erkennen und sofort lebensrettende Maßnahmen starten. Nur dadurch haben Patienten eine reale Überlebenschance.

Der Notruf wird abgesetzt, der Herr aufgesetzt, um ihm die Atmung zu erleichtern. Der Fahrzeugaufbereiter holt gerade eine Decke, da verdreht der Mann die Augen. Es ist ganz typisch, sein Kopf kippt schlaff nach hinten. Er stirbt, ich sehe es, habe es in meinem früheren Job im Rettungsdienst oft genug gesehen. Dann folgt das, was ich zigmal im Einsatzdienst gemacht habe und Tausende Male in Schulungen vollführte: Kopf überstrecken, Atmung prüfen. Es passiert, ohne dass ich es aktiv steuere.

Professor Böttiger ist ein arrivierter Mann und könnte langsam ruhiger treten. Er war lange Jahre Direktor der anästhesiologischen Klinik der Uniklinik Köln (2007–2024) und ist Vorsitzender des Deutschen Rates für Wiederbelebung (GRC). Doch seine Leidenschaft als Notfallmediziner bricht bis heute durch: Wenn er öffentlich die stabile Seitenlage (SSL) auf Podien so vehement verdammt, dass die Fachkollegen im Plenum beschämt tuscheln. Die Sorge, dass Umstehende die Reanimation korrekt durchführen, ist ein kleines Problem gegenüber der Tatsache, dass Menschen die Dramatik der Situation nicht erkennen und aus Sorge, etwas falsch zu machen, dann doch die allseits bekannte Seitenlage durchführen. Diese ist in dieser Situation das finale Todesurteil für den Patienten.

Ersthelfer haben immer wieder Zweifel, ob man einen Atemstillstand wirklich feststellen kann. Man kann. Der Patient vor mir ist bewusstlos und atmet definitiv nicht normal: Reanimation! Ich schiebe sein Hemd hoch und beginne schnell, tief und fest auf sein Brustbein zu drücken. Es geschieht eine Seltenheit bei einer Reanimation: Der Patient zeigt nach wenigen Herzdruckmassagen wieder Lebenszeichen, ist sogar wieder ansprechbar. Er hat, wieder so eine Abkürzung, einen ROSC: *return of spontaneous circulation*, eine Wiederkehr seines Spontankreislaufs.

Böttiger steht für die Wiederbelebung und verteidigt sie aufs energischste. Er ist ein Arzt, der weiß, worauf es ankommt: auf Basics. Ersthelfer brauchen nur ihre Hände, predigt er, wenn wieder einmal Laien-Defibrillatoren (automatisierte externe Defibrillatoren, AED) als das Allheilmittel hochgehalten werden. Auch diese haben ihren Sinn, ersetzen aber nicht die Herz-Lungen-Wiederbelebung. Und diese besteht essenziell aus einer hochqualitativen, möglichst unterbrechungsfreien Herzdruckmassage. Alles könnte so einfach sein: Erkennen des Kreislaufstillstands, Notruf mit ggf. Anleitung durch den Disponenten und dann bzw. dabei Durchführung der Herzdruckmassage. Sollte die/der Helfende es sich zutrauen, kann sie/er unter Anleitung des Disponenten sogar eine Beatmung versuchen.

In Lebensgefahr ist der Mensch vor uns weiterhin. Er hat einen schweren Hinterwandinfarkt, wie das Elektrokardiogramm (EKG) später zeigt. Ob er überlebt, ist fraglich. Ich werde es wohl nie erfahren – Datenschutz. Reanimieren ist immer eine belastende Situation, wohnt man doch dem potenziellen Sterben eines Menschen bei, war der letzte, den sie/er gesehen und gesprochen hat. Anders als im Rettungsdienst fehlt einem als „Umstehenden" die Sicherheit des Systems: keine Leitstelle, kein Team, kein Fahrzeug, kein Material. Es ist unglaublich einsam, es überfordert, macht nachdenklich.

Die Vorbehalte in der Bevölkerung sind groß, Erste Hilfe ist in der Schule noch immer nicht angekommen. Alles Themen, denen sich Böttiger angenommen hat. Er bringt Erste Hilfe in die Schulen, veranstaltet Reanimationswochen und versucht so, das Thema in die Gesellschaft zu bringen. Denn nur die Gesellschaft kann sich im Fall der Fälle am eigenen Schopf aus dem Todesstrudel ziehen. Die Quote der Laienreanimationen steigt, auch weil man sukzessive Reanimationen im Rettungsdienst auswertet und somit endlich validere Zahlen vorlegen kann. Das Deutsche Reanimationsregister legt neue Zahlen vor, die zumindest etwas „erfreuen" können. 2010 lag die Quote bei mageren 14 % und stieg bis 2024 konsequent auf 55,4 %. Andere Länder überbieten dieses bis teilweise 75 %. Wichtig hierbei ist, sich nicht zu früh zu freuen.

Böse Zungen sagen, es gäbe andere Todesursachen, denen es sich prioritärer hinzuwenden gälte. Rein numerisch mag das stimmen, aber der Mensch, den ich erfolgreich reanimiert habe, lebt wieder. Ich treffe ihn vier Tage später. Er ist bei Bewusstsein, fit, kann laufen und hat keinerlei, wirklich keinerlei,

Folgeschäden. Es fühlt sich an wie ein Wunder und beruht einzig und allein auf der Tatsache des sofortigen Erkennens des Herz-Kreislauf-Stillstands und der Herzdruckmassage. Er feiert nun im Mai immer seinen zweiten Geburtstag.

Was bedeuten da noch andere Zahlen?

Hinweis: Dieser Text von Jan C. Behmann ist zuerst im Onlinebereich der Wochenzeitung *Der Freitag* im Jahr 2018 erschienen. Die im Text genannten Zahlen wurden auf den aktuellen Stand gebracht. Der Patient lebt weiterhin und ruft zu Feiertagen immer wieder an, um sich zu bedanken.

2

Grundlagen zur Reanimation

Jeder Mensch kann – leider – in eine solche Situation kommen: Ein Mensch bricht vor einem zusammen und ist nicht mehr ansprechbar. Viele Menschen verlassen sich dann auf ein System, das hierzulande extrem professionell ist: den Rettungsdienst. Personell und materiell im weltweiten Vergleich sehr gut trainiert und ausgestattet, braucht ein Rettungswagen dennoch eine gewisse Zeit, um am Einsatzort und dann auch noch beim Patienten selbst, anzukommen. Und diese Eintreffzeit ist in vielen lebensbedrohlichen Erkrankungssituationen wie Herzinfarkt, Schlaganfall o. Ä. vollkommen ausreichend – nicht jedoch bei einem Herz-Kreislauf-Stillstand. Bereits nach 3–5 Minuten erleidet das Gehirn der Patientin/des Patienten irreversible Schäden (s. Kap. 1). Es kommt also nicht nur auf einen professionellen Rettungsdienst an, sondern vor allem auf jede:n Einzelne:n, die/der in eine solche Situation kommt. Die ersten Minuten nach Eintritt eines Herz-Kreislauf-Stillstands sind entscheidend für das Überleben. Die Maßnahmen sind dabei grundsätzlich einfach, und sogar Kinder und Jugendliche können diese Maßnahmen erfolgreich ausführen (s. Kap. 15).

Oft herrscht die Sorge, dass Maßnahmen falsch durchgeführt würden. Diese Sorge ist absolut unbegründet, da jedes Unterlassen von Hilfsmaßnahmen wie der Herzdruckmassage sehr viel schlimmer wiegt, als es nicht zumindest zu versuchen.

Prüfen - Rufen - Drücken Folgende Regel können Sie sich leicht merken:

1) **Prüfen**

Sobald eine Person bewusstlos wird, sprechen Sie sie laut an und berühren Sie diese an den Schultern, um zu überprüfen, ob sie wirklich bewusstlos und nicht spontan erweckbar ist. Sollte sie das nicht sein, legen Sie die Person auf den Rücken. Danach prüfen Sie die Atmung der Person. Fassen Sie an Kinn und Stirn der Person, um den Kopf der Person vorsichtig zu überstrecken. Dies ist notwendig, da eine bewusstlose Person eine komplette Erschlaffung aller Muskeln erleidet und damit die Atemwege durch die Zunge verlegt werden. Durch das Überstrecken des Kopfes heben Sie den sogenannten Zungengrund (die Basis einer jeden Zunge) an und machen die Atemwege damit frei. Dann schauen Sie Richtung Brustkorb des Patienten. Sie sehen, hören und fühlen dann **maximal 10 Sekunden** nach der Atmung. Wenn Sie keine oder eine nicht-normale (d. h. keine regelmäßigen Atemzüge) feststellen, steht fest: **Die Person hat einen Herz-Kreislauf-Stillstand. Sie müssen sie reanimieren!**

2) **Rufen**

Rufen Sie umgehend laut um Hilfe und fordern Sie andere auf, den Rettungsdienst mittels der europäischen Notrufnummer 112 zu rufen. Sofern der Notruf nicht delegierbar ist, setzen Sie ihn selbst ab. Bedenken Sie auch, dass die/der Disponent:in Sie dabei anleiten kann, die ggf. notwendige Herzdruckmassage durchzuführen (s. Kap. 8).

3) **Drücken**

Das Wichtigste ist die feste und ununterbrochene Herzdruckmassage, um die ausgefallene Pumpfunktion des Herzens von außen durch die von Ihnen durchgeführte Herzdruckmassage zu ersetzen. Die Person muss dafür auf einer harten Unterlage liegen (nicht auf einer Couch oder im Bett etc.!), damit Ihre Herzdruckmassage auch wirklich effektiv ist.

Setzen Sie sich im 90-Grad-Winkel neben die Person, machen Sie dessen Brustkorb frei von Kleidung und suchen Sie den Druckpunkt auf, indem Sie den Handballen Ihrer stärkeren Hand auf das untere Drittel des Brustbeins legen. Legen Sie dann Ihre zweite Hand auf Ihre erste Hand. Strecken Sie Ihre Arme durch, mit den Schultern genau über dem Druckpunkt, beugen sich vor und drücken Sie schnell, tief und fest auf das Brustbein der Patientin/des Patienten. Drücken Sie 30-mal mit einer

Frequenz von 100-120/min und mit einer Tiefe von mindestens 5 cm, aber nicht mehr als maximal 6 cm den Brustkorb ein. Nach jeder Herzdruckmassage sollen Sie den Brustkorb wieder voll entlasten, damit das Herz der Patientin/des Patienten sich wieder füllen kann. Nach den ersten 30 Herzdruckmassagen haben Sie die freie Entscheidung, ob Sie auch beatmen wollen – oder nicht. Beatmen sollten Sie bei Erwachsenen nur dann, wenn Sie darin ausgebildet sind und dies auch möchten. Wie bereits betont, ist die ununterbrochene, feste Herzdruckmassage am wichtigsten. Wenn Sie sich *gegen* eine Beatmung entscheiden, dann führen Sie die Herzdruckmassage so lange durch, bis der Rettungsdienst eintrifft oder die Patientin/der Patient wieder Lebenszeichen (Bewusstsein, normale Atmung) zeigt. Es ist sehr wichtig, dass die Herzdruckmassage so wenig wie möglich unterbrochen wird. Damit soll die sogenannte No-Flow-Time (s. Kap. 3), also die Zeit, in der das Hirn nicht mit Blut und damit Sauerstoff versorgt wird, so gering wie möglich gehalten werden. Wenn Sie nicht allein sind, dann lassen Sie sich spätestens nach 2 Minuten bei der Herzdruckmassage abwechseln, ohne dass es dabei zu einer Unterbrechung der Herzdruckmassage kommt (Abb. 2.1). **Eine übermäßig lange No-Flow-Time und jede Unterbrechung von mehr als 5–10 Sekunden reduziert die Überlebenschance signifikant!**

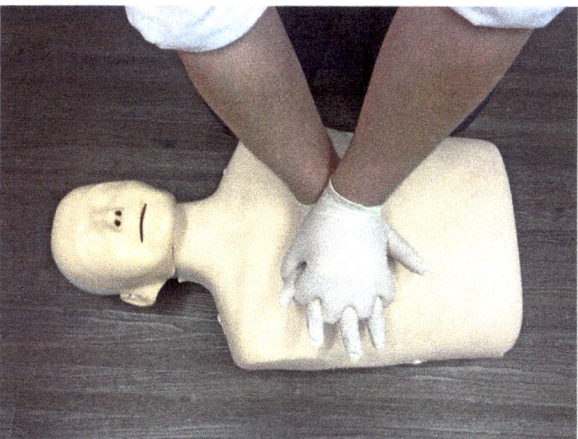

Abb. 2.1 Herzdruckmassage. Handschuhe, nur sofern es für Ihren Eigenschutz notwendig ist. Jede Verzögerung beim Beginn der Herzdruckmassage verschlechtert das Überleben. (Mit freundlicher Genehmigung der medicteach GmbH)

2.1 Beatmung

Wie bei der Atemkontrolle, überstrecken Sie den Kopf der Patientin/des Patienten an Kinn und Stirn, um die Atemwege freizumachen. Dann können Sie am besten über den Mund beatmen. Wichtig ist es, dass Sie dabei die Nase der Patientin/des Patienten zuhalten, weil sonst die von Ihnen eingeblasene Luft durch die Nase wieder entweichen würde, statt in die Lunge zu fließen.

Sie sollen bei Erwachsenen 2-mal nacheinander beatmen und dann sofort wieder 30-mal die ununterbrochene Herzdruckmassage durchführen, damit das Gehirn weiter Blutzirkulation und damit Sauerstoffversorgung erfährt. Blasen Sie jeweils 1 Sekunde in den Patienten, bis der Brustkorb sich sichtbar hebt. Wenn es 2-mal nicht geklappt haben sollte, bewahren Sie Ruhe und führen Sie erst einmal wieder 30 Herzdruckmassagen durch. Die Herzdruckmassagen sind mit Abstand das Wichtigste! Dann kehren Sie ggf. zur Beatmung zurück und versuchen Sie es erneut (Abb. 2.2, 2.3, und 2.4).

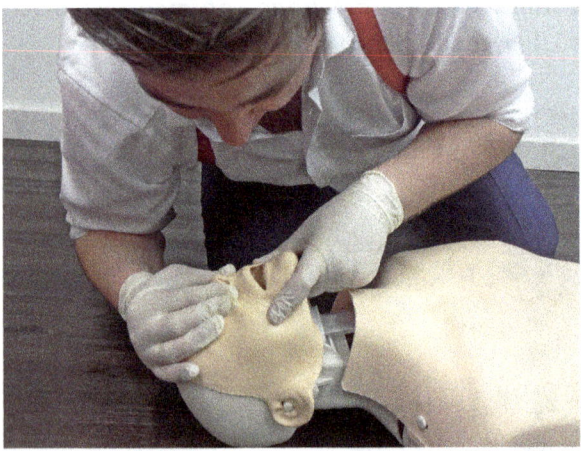

Abb. 2.2 Überstrecken des Kopfes zum Beatmen. Handschuhe, nur sofern es für Ihren Eigenschutz notwendig ist. Jede Verzögerung beim Beginn der Herzdruckmassage verschlechtert das Überleben. (Mit freundlicher Genehmigung der medicteach GmbH)

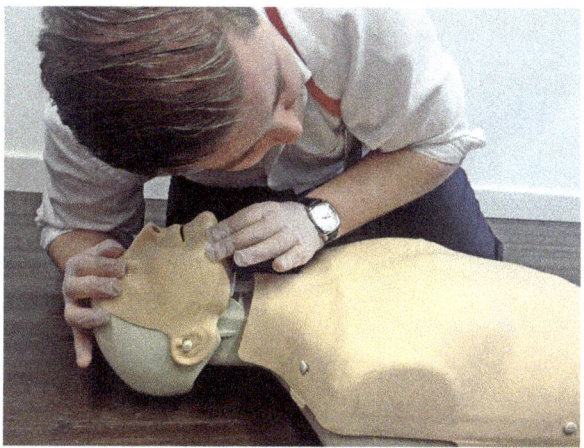

Abb. 2.3 Kontrolle der Atmung. Handschuhe nur sofern es für Ihren Eigenschutz notwendig ist. Jede Verzögerung beim Beginn der Herzdruckmassage verschlechtert das Überleben. (Mit freundlicher Genehmigung der medicteach GmbH)

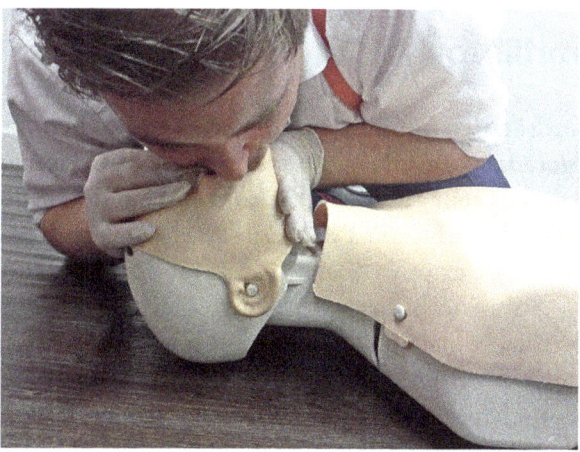

Abb. 2.4 Mund-zu-Mund-Beatmung. Handschuhe, nur sofern es für Ihren Eigenschutz notwendig ist. Jede Verzögerung beim Beginn der Herzdruckmassage verschlechtert das Überleben. (Mit freundlicher Genehmigung der medicteach GmbH)

Beatmungshilfe Es gibt Beatmungsmasken oder Beatmungstücher, die dabei helfen können, ein besseres Hygienegefühl bei der Beatmung zu erzeugen. Dennoch sind diese Hilfen (Abb. 2.5) auch bei korrektem Einsatz kein hundertprozentiger Infektionsschutz. Sollten Sie sich unsicher sein, konzentrieren Sie sich bitte unbedingt auf die ununterbrochene Herzdruckmassage und verzichten Sie auf die Beatmung.

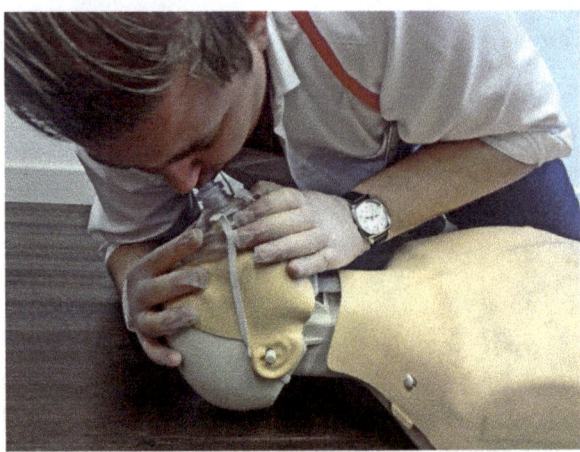

Abb. 2.5 Beispielhafte Nutzung einer Beatmungshilfe. Handschuhe, nur sofern es für Ihren Eigenschutz notwendig ist. Jede Verzögerung beim Beginn der Herzdruckmassage verschlechtert das Überleben. (Mit freundlicher Genehmigung der medicteach GmbH)

2.2 Defibrillator, AED

Hinweis: Grundsätzlich kann jede:r einen AED bedienen. Es hat sich aber gezeigt, dass gerade untrainierte Personen die Prioritäten aus den Augen verlieren und sich zu sehr auf das Gerät konzentrieren. Die hochqualitative Herzdruckmassage hat immer Priorität!

Ein automatisierter externer Defibrillator, kurz **AED**, kann dabei helfen, einen Schock (= Stromstoß) abzugeben, durch den das manchmal flimmernde Herz (eine lebensbedrohliche Herzrhythmusstörung) wieder in einen normalen Herzrhythmus überführt wird. Ein Defibrillator ist ein Medizinprodukt, das zu therapeutischen Zwecken Stromstöße an das Herz abgibt. Das Gerät wird mittels Elektroden von außen auf den Brustkorb aufgebracht und wertet das Elektrokardiogramm (EKG) der Person selbstständig aus. Wenn ein Schock notwendig sein sollte (also ein Kammerflimmern o. Ä. vorliegt) gibt das Gerät einen Schock frei (es diagnostiziert dabei selbstständig/automatisch).

Alle 2 Minuten, d. h. nach der ersten Analyse und – sofern notwendig gewesen – dem ersten Schock, prüft das Gerät wieder, ob ein weiterer Schock notwendig ist oder nicht. Das Gerät leitet Sie durch optische und akustische Hinweise zur Nutzung an. Wichtig ist es, dass **während des Aufklebens** der Elektroden die Herzdruckmassage **keinesfalls unterbrochen** wird. Erst wenn die Elektroden richtig kleben (sollte der/die Patient:in behaart sein, muss er:sie zunächst mit einem dem AED in der Regel beiliegenden Rasierer an den Klebestellen der Elektroden rasiert werden, damit diese richtig halten) und das Gerät Sie auffordert, die Herzdruckmassage kurz zu unterbrechen, folgen Sie den Anweisungen des Geräts. Fordert es Sie auf, den roten, blinkenden Knopf zu drücken, achten Sie darauf, dass niemand die Patientin/den Patienten berührt (rufen Sie laut: „Achtung Schock, Patientin/Patienten nicht berühren!") und lösen den Schock aus. **Danach können Sie die Patientin/den Patienten wieder berühren und dann auch bitte sofort die Herzdruckmassage weiter fortführen! Denken Sie an eine möglichst unterbrechungsfreie, hochqualitative und feste Herzdruckmassage.**

Hinweis: Bitte beachten Sie, dass bei der Anwendung die jeweils gültigen Herstelleranweisungen jedes einzelnen AED gelten.

3

Interview mit Univ.-Prof. Dr. med. Dr. h.c. Bernd W. Böttiger

„Reanimation ist Bürgerpflicht - und wenn der Mensch überlebt, dann gibt es kaum etwas Größeres."

Was ist die No-Flow-Time und warum tötet sie Menschen?
No-Flow bedeutet: Es fließt kein Blut mehr im Körper – meistens weil das Herz aufgrund einer akuten Erkrankung nicht mehr suffizient pumpt. Das ist besonders schädlich für das Gehirn. Dieses braucht 20–25 % unseres Blutflusses und damit unseres Sauerstoffs, im Verhältnis zur eigenen Größe von lediglich etwa 1,3 kg ist das sehr viel. Das Gehirn stellt nach 5–10 s ohne Blutfluss die Funktion ein, d. h., die betroffene Person wird bewusstlos. Viele haben das bei dem dänischen Fußballer Christian Eriksen live gesehen, der auf dem Fußballfeld einen Herz-Kreislauf-Stillstand erlitt. Nach 3–5 min ohne Sauerstoff beginnt das Gehirn dann abzusterben, wenn von außen keine Maßnahmen ergriffen werden. Der Rettungsdienst trifft in Deutschland im Mittel nach ca. 9 min ein, auf dem Land häufig auch sehr viel später. Das ist für diese Notfallsituation viel zu spät, weswegen bislang nur ca. 10 % der Menschen, die so einen Herz-Kreislauf-Stillstand erleiden, überhaupt überleben. Dabei ist es ganz einfach für jeden anwesenden Laien, in dieser Situation lebensrettende Maßnahmen zu ergreifen und das Überleben zu verbessern. Diese Personen müssen die lebensbedrohliche Situation erkennen und dann sofort mit der Herzdruckmassage beginnen. So fließt wieder Blut zum Gehirn und das Gehirn bleibt am Leben.

Eine Eintreffzeit von 9 min halte ich sogar für eine relativ gute Zeit, wenn man bedenkt, dass von der Eintreffmeldung am Gebäude bis zum ersten Patientenkontakt noch einige weitere Minuten des Findens der Wohnung o. Ä. und dem Weg dorthin verstreichen können.

Für die meisten Notfälle ist das ausreichend. Aber für den Kreislaufstillstand leider nicht, weswegen eben bisher nur jeder 10. Patient diese Situation überlebt. Dabei könnten wir es mit einfachsten Mitteln schaffen, dass dreimal mehr Menschen einen plötzlichen Kreislaufstillstand überleben.

Kann man das in absoluten Zahlen ausdrücken?
Es gibt leider bisher keine ganz validen Zahlen. In Deutschland muss jeder Verkehrsunfall mit Personenschaden registriert werden, für Reanimationen gibt es das nicht. Bei den Verkehrsunfällen sind wir derzeit bei glücklicherweise weniger als 3000 toten Menschen pro Jahr. Wenn wir beim plötzlichen Herz-Kreislauf-Stillstand von mehr als 70.000 Todesfällen pro Jahr – hier fährt der Rettungsdienst hin und kommt zu spät, die eigentliche Zahl ist noch sehr viel höher – ausgehen, dann sieht man sofort die immense Bedeutung. Der plötzliche Herz-Kreislauf-Stillstand oder dann auch der plötzliche Herztod ist mit geringem Abstand bei uns die dritthäufigste Todesursache, nach allen Krebsarten zusammen und allen anderen Herz-Kreislauf-Erkrankungen. Wenn man jetzt überlegt, wie viel Geld und Ressourcen – sicherlich zu Recht – in die Krebsforschung und die Verkehrssicherheit gehen und wie wenig sich bisher (auch in der Politik) beim Thema plötzlicher Herztod und der Schulung in Wiederbelebung tut, dann ist das schon sehr bemerkenswert. Das ist ein immenses Missverhältnis, obwohl es um zehntausende Menschenleben geht. Wir könnten hier sehr leicht sehr viel Positives erreichen.

Die Reanimationen des Fußballers bei der Europameisterschaft, die man live im Fernsehen sehen konnte, sah sehr suffizient aus.
Bei Christian Eriksen ist die notfallmedizinische Versorgung vorbildlich gelaufen. Es wurde sofort mit Wiederbelebungsmaßnahmen begonnen. Das war beispielhaft gut. So könnte es immer sein. So ein Kreislaufstillstand, wie wir ihn hier live sehen konnten, passiert jeden Tag etwa 200-mal bei uns in Deutschland. Und in den allermeisten Fällen ist es bisher nicht so effektiv, wie gehandelt wird.

Das – wenn man das so sagen kann und das sieht man auch bei Christian Eriksen – faszinierende am plötzlichen Herz-Kreislauf-Stillstand ist: Wenn man die allerersten Minuten gut versorgt wird, dann kann man danach in der Regel genauso gut weiterleben wie zuvor. Das unterscheidet den plötzlichen Herz-Kreislauf-Stillstand auch von allen anderen tödlichen Erkrankungen.

Warum haben Laien immer noch so ein Problem, die Wiederbelebung durchzuführen?
In der Vergangenheit wurden das Erkennen und das Behandeln des Herz-Kreislauf-Stillstands aus meiner Sicht viel zu komplex unterrichtet. Wenn wir uns nur an das früher noch gelehrte Pulsfühlen – das heute keinerlei Rolle mehr spielt – erinnern, dann überfordert das natürlich die meisten Menschen. Das Resultat war und ist, dass die Quote derer, die Maßnahmen ergreifen, hierzulande bisher leidlich gering bzw. viel zu gering (!) ist. Dabei ist Wiederbelebung kinderleicht, und das muss man klar kommunizieren. Unser Merksatz lautet: „Prüfen, Rufen, Drücken!" Reagiert die Patientin/der Patient auf Ansprache/Anfassen? Atmet sie/er sicher normal? Wenn nicht: Notruf 112 absetzen! Wenn die Patientin/der Patient bewusstlos ist und nicht normal atmet, muss man sofort mit der Herzdruckmassage beginnen. Damit bleibt der Mensch am Leben.

Wie beurteilen Sie die Notwendigkeit der Beatmung?
Allein nur mit der sofortigen und ununterbrochenen Herzdruckmassage könnten wir bei uns schätzungsweise 10.000 Menschenleben im Jahr zusätzlich retten. Ich sehe die Herzdruckmassage als eine Art „Bürgerpflicht". Jede und jeder muss wissen, wie das geht. Das muss daher schon in der Schule flächendeckend gelehrt werden. Alles darüber hinaus, also Beatmung und Einsatz eines Defibrillators, das ist dann die „Kür". Es bringt vielleicht noch ein bisschen zusätzlich, aber mit Abstand am meisten bringt die Herzdruckmassage. Warum ist das so? Im Blut, in den Lungen, im ganzen Körper – nur eben nicht im Gehirn, weil es so sehr viel verbraucht – ist kurz nach dem Herz-Kreislauf-Stillstand des betroffenen Menschen noch genügend Sauerstoff vorhanden, der für Minuten durch die Herzdruckmassage weiter durch den Körper gepumpt werden kann. Dadurch bleibt dann auch das Gehirn am Leben. Es gibt Studien aus Schweden, die zeigen, dass es bis zu einer Zeit von 10 min nach Eintritt eines Herz-Kreislauf-Stillstands keinen großen Unterschied macht, ob zusätzlich zur Herzdruckmassage beatmet wird oder nicht. Eine wichtige, aber sehr seltene Einschränkung ist hier: Das gilt nicht für Kinder oder auch Erwachsene, die durch Sauerstoffmangel reanimationspflichtig werden. Das sind aber nur 1–2 % aller reanimationspflichtigen Patient:innen. Deswegen ist die heftige Herzdruckmassage fast immer das A und O für das Überleben.

Kann der Defibrillator eine falsche Sicherheit vermitteln und den Fokus von der Herzdruckmassage wegführen?

Ja, unbedingt. Ich halte in unserem Land und mit unserer sehr guten notfallmedizinischen Infrastruktur die Herzdruckmassage für absolut prioritär. Das entscheidende ist, dass das Blut und damit Sauerstoff so schnell als möglich und auch ohne Unterbrechung wieder zum Gehirn fließen. Wir wissen, dass bereits Unterbrechungen der Herzdruckmassage von 5 bis 10 s das Überleben der betroffenen Menschen verschlechtern. Die sofortige, ununterbrochene, effektive Herzdruckmassage ist daher in jedem Fall unerlässlich. Nur 20–30 % aller Betroffenen mit Kreislaufstillstand haben einen sogenannten defibrillierbaren Herzrhythmus. Man darf auch daher auf gar keinen Fall erst an den Defibrillator denken und diesen holen, um dann mit der Herzdruckmassage zu beginnen. Laien sollten erst an einen Defibrillator denken, wenn mindestens 2 oder 3 Personen vor Ort für die ununterbrochene Herzdruckmassage sorgen – und sich wenn möglich spätestens alle 2 min ablösen. Der 4. Helfende kann sich dann ggf. um einen Defibrillator kümmern. Außerdem hat der Rettungsdienst immer einen Defibrillator mit dabei.

Was sollte in Erste-Hilfe-Kursen verbessert werden?

Ich glaube, dass es entscheidend ist, den Menschen zu erklären, dass die Herzdruckmassage einfach kinderleicht ist: Man kann das in 1 min lernen. Und man kann dabei nichts falsch machen. Das Einzige, was man falsch machen kann, ist nichts zu tun. Die Herzdruckmassage ist der mit großem Abstand allerwichtigste lebensrettende Teil des Erste-Hilfe-Kurses. Das müssen alle Teilnehmer:innen nach einem solchen Kurs wissen, und dieses Wissen muss nachhaltig sein, das darf nicht mehr vergessen werden. Wenn man so vorgeht, dann wird es viele geben, die sich auch für alle weiteren Aspekte der Ersten Hilfe begeistern.

Wie sieht es mit der Basisreanimation bei den niedergelassenen Ärzt:innen aus?

Zu Beginn meiner ärztlichen Karriere wollte ich mindestens ein halbes Jahr in der Anästhesiologie arbeiten, um die lebensrettenden Techniken zu erlernen und zu beherrschen. Ich glaube, das wäre für alle ärztlich arbeitenden Menschen sehr gut. Ich habe auch als Notarzt schon erlebt, dass selbst „Prüfen, Rufen, Drücken" von manchen nicht ausreichend beherrscht wird. Das ist natürlich äußerst schade und kann ganz leicht geändert werden.

Daher sollten Ersthelfende auch nicht erst in die nächste Arztpraxis laufen, um Hilfe zu holen, sondern direkt selbst mit den Maßnahmen zu beginnen?
Ja! Die Maßnahmen müssen beim Kreislaufstillstand unverzüglich eingeleitet werden, egal von wem und mit welcher Qualifikation oder Erfahrung. Selbst unverzüglich mit der Herzdruckmassage beginnen, das ist die Devise. Wenn möglich sollten sich 2–3 Menschen dabei spätestens alle 2 min abwechseln. Und natürlich können weitere Menschen Hilfe holen.

Was finden Sie, fehlt in unserem schulischen Lehrplan?
Wir setzen uns seit mehr als 15 Jahren dafür ein, dass die Ausbildung von Schüler:innen in Wiederbelebung auch in Deutschland bundesweit verpflichtend in den Lehrplan implementiert wird. Spätestens ab der 7. Klasse, also so ca. ab dem 10. bis 12. Lebensjahr, sollten alle Schüler:innen aktiv an das Thema Wiederbelebung herangeführt werden und die Grundregel „Prüfen, Rufen, Drücken" sowie die Herzdruckmassage beherrschen. Wir konnten 2014 den Schulausschuss der Deutschen Kultusministerkonferenz überzeugen, dass dieser einstimmig eine Empfehlung ausgesprochen hat, 2 Unterrichtsstunden in Wiederbelebung pro Schuljahr ab der 7. Klasse in den Lehrplan aufzunehmen. Leider ist dies nur eine Empfehlung, keine Verpflichtung. Daher gibt es in Deutschland bisher nur wenige Bundesländer bzw. Regionen, in denen das auch tatsächlich angegangen worden ist.

Wir sind diesbezüglich ein Entwicklungsland. Sechs europäische Länder – Belgien, Dänemark, Frankreich, Italien, Portugal und das Vereinigte Königreich – haben die Reanimation auf unsere Initiative hin bereits verpflichtend eingeführt, und schon 2012 haben sich mehr als die Hälfte aller Abgeordneten im Europäischen Parlament dafür ausgesprochen, dass dies ein elementares Thema ist. Schüler:innen müssen schon vor der Pubertät in Wiederbelebung ausgebildet werden. Dann ist das damit ähnlich wie mit dem Surfen im Internet, Schwimmen oder Fahrradfahren – sie verlernen es nicht mehr. Die Weltgesundheitsorganisation (WHO) unterstützt bzw. empfiehlt auf unsere Initiative hin seit 2015 weltweit diesen Gedanken und unser Projekt „KIDS SAVE LIVES".

Warum interessiert das in Deutschland bisher so wenige?
Die Frage bekomme ich öfters gestellt; ich kann sie aber nicht abschließend bzw. allumfassend beantworten. Es gibt sicher vielerlei Gründe. Ich glaube, wenn man damit gut Geld verdienen könnte, wäre das anders, wie es z.B. durch den Absatz von Medikamenten oder die Entwicklung und den Verkauf von Geräten möglich ist. Hier geht es um viele Menschenleben, die allein

durch eine rein menschliche Intervention gerettet werden könnten. Das kostet praktisch nichts.

Zudem ist unser Bildungssystem föderal aufgebaut. Somit müssen immer 16 Länderregierungen erreicht werden, und bis Sie alle erreicht haben, steht schon die nächste Wahl an und das Personal, die priorisierten Themen und die Zuständigkeiten wechseln. Dann fängt man wieder von vorne an; das kann ein weiterer wichtiger Grund sein.

Der plötzliche Herztod findet zudem in der kollektiven Wahrnehmung nicht in der Öffentlichkeit statt und ist oft nicht mit einem längeren Leiden assoziiert, anders als beispielsweise Verkehrsunfälle bzw. Krebserkrankungen. Somit ist es eher ein individuelles Schicksal, was nicht als spektakuläres Ereignis von der Presse und der Bevölkerung generell rezipiert wird. In Deutschland sterben an jedem Tag (!) 200 und mehr Menschen durch den plötzlichen Herztod – dazu gibt es aber keine einzige Schlagzeile. Ganz anders sieht es bei einem Verkehrsunfall mit vier Toten auf der Landstraße aus. Und ich möchte es auch hier noch einmal sagen: Der plötzliche Herz-Kreislauf-Stillstand ist bei uns als Todesursache fast genau so häufig wie alle Krebserkrankungen zusammen.

Fehlt es uns in der modernen Gesellschaft an Altruismus?
Sicherlich, viel zu oft. Und nicht nur bei diesem Thema. Kinder haben noch einen natürlichen Altruismus, Erwachsene dann immer weniger. Daher ist es auch so unglaublich anrührend und inspirierend, junge Menschen in der Wiederbelebung auszubilden und deren Begeisterung zu sehen.

Warum sind junge Menschen motivierter, jemanden zu reanimieren?
Sie haben keine oder weniger Scheu und auch nicht die Sorge, etwas falsch zu machen. Die kommt ansonsten erst später, auch durch bisweilen zu komplizierte Anleitungen und die generelle Lebenserfahrung.

Erzählen Sie mir von der Reanimation durch Schülerinnen, die so erfolgreich verlief.
Ein damals 12-jähriger Schüler hatte einen behandelten Herzfehler, weswegen das Herz aber für mechanische Einflüsse von außen etwas empfindlich war. Der Junge bekam beim Fußballspielen in der Pause einen Ball gegen die Brust und wurde reanimationspflichtig, denn sein Herz pumpte nicht mehr. Er wurde bewusstlos. Viele Schüler:innen und Lehrer:innen waren anwesend; der Notruf wurde abgesetzt. Der Schüler lief blau an. Ein Lehrer nahm sich

ein Herz und legte den Jungen in die stabile Seitenlage, was aber beim Kreislaufstillstand überhaupt nicht hilft. Dann rief man die 16-jährige Kea, die seit ihrem 8. Lebensjahr beim Deutschen Roten Kreuz (DRK) war und als ausgebildete Schulsanitäterin auch den Schulsanitätsdienst an der dortigen Schule leitete. Mit ihrer ebenfalls als Schulsanitäterin ausgebildeten Freundin begann sie, den Jungen zu reanimieren und zu beatmen. Die Schülerinnen haben die Reanimation erfolgreich bis zum Eintreffen des Rettungsdienstes weitergeführt. Der Rettungsdienst benötigte mehr als 10 min bis zum Eintreffen an der Schule. Der Schüler hat dies, genauso wie der Fußballer Christian Eriksen, ohne Folgeschäden überlebt, weil diese beiden Jugendlichen unmittelbar aktiv waren. Das ist ein grandioses Ergebnis und eine große Leistung der beiden Schülerinnen! Der Junge wäre ansonsten gestorben.

Wenn beide Menschen im Supermarkt kollabiert wären, wäre es wohl anders ausgegangen, oder?
In Deutschland vielleicht schon, in Dänemark gab es bereits seit 2001 eine nationale Initiative, um das Thema in der Bevölkerung nachhaltig zu verankern. Dort konnte die Eingriffsquote von umstehenden Laien bei einem Herz-Kreislauf-Stillstand von 20 auf mittlerweile über 70 % erhöht werden. Das ist eine immense Steigerung. 2005 wurde dort das Thema auch in den Schulen als verpflichtender Bestandteil in den Lehrplan aufgenommen. Die Überlebensrate bei Herz-Kreislauf-Stillstand in Dänemark ist dadurch innerhalb von 10 Jahren (2001 bis 2010) verdreifacht worden. Eine Verdreifachung der Überlebensrate ist sehr, sehr viel besser und effektiver als alles, was wir im Rettungsdienst oder im Krankenhaus mit maximalem Einsatz erreichen könnten. In Deutschland sind wir dagegen heute gerade bei einer Laienreanimationsquote von ca. 55 %. Und das ist schon besser als vor 10 Jahren, da lag diese Rate bei deutlich weniger als 20 %.

Bedeutet das, dass die Hälfte der kollabierten Patient:innen bei uns bis zum Eintreffen des Rettungsdienstes derzeit völlig unversorgt bleibt?
So ist es in Deutschland – immer noch, ja. Leider.

Ein Todesurteil?
Zumindest sind dies extrem schlechte Startbedingungen für ein etwaiges Überleben. Eigentlich ist es ein Skandal. Wir könnten so viel besser sein. Drastisch ausgedrückt: Hier keine Anstrengungen zu unternehmen, um im Ganzen deutlich besser zu werden, grenzt an unterlassene Hilfeleistung.

Warum wollten Sie Arzt werden?
Ich denke, dass ist in meiner Familie angelegt. Wenn man hat helfen wollen, aber eben nicht konnte. Mir war Materielles nie besonders wichtig. Stattdessen wollte und möchte ich einen nachhaltigen positiven Impuls in die Welt setzen, um Menschen zu helfen.

Hat sich diese Haltung für Sie bewährt?
Ja, ich denke schon, aus meiner Sicht konnte ich einige positive Impulse setzen.
Wenn man sieht, wie die Schülerausbildung in Wiederbelebung „KIDS SAVE LIVES" sich weltweit ihren Weg bahnt, dann ist das für mich ganz großartig. Wenn man selbst nach Brasilien eingeladen wird und nach eigener Idee dort die Schüler:innen aus Favelas in der Wiederbelebung ausgebildet werden, ist das schon sehr erfüllend. Und auch in Chile und in arabischen Ländern habe ich ähnliche Erfahrungen gemacht. Seit 2013 haben wir den „European Restart a Heart Day" etabliert und führen seither jährlich am und um den 16. Oktober verschiedene Aktionen durch, um das Thema Wiederbelebung in die Welt zu tragen. Seit 2018 hat sich daraus auf meine bzw. unsere Initiative hin ein weltweiter Aktionstag entwickelt; allein 2019 – im letzten Jahr vor der Pandemie – haben wir mehr als 5 Millionen Menschen in Wiederbelebung geschult. Dann kam Corona. Bis heute konnten wir dennoch so bereits fast 700 Millionen Menschen mit „Prüfen, Rufen, Drücken" – im Englischen „Check, Call, Compress" – über Social Media erreichen. Da bekommt man das Gefühl, vielleicht wirklich etwas Positives zu bewegen und Leben zu retten.

Bedeutet Arzt zu sein, Macht zu haben?
Jeder Mensch hat Macht; das ist ja auch die Grundlage unserer Demokratie. Ich habe als Arzt vielleicht zusätzlich die Möglichkeit zu wissen, wie ich einem Menschen in einer bestimmen Notlage bzw. bei einer Erkrankung effektiv helfen kann. Und auch in der eigenen Klinik hat man als Leiter selbstverständlich die Macht, vorzugeben, wie die Patient:innen behandelt werden sollen. Für mich ist dabei die Sicherheit der Patient:innen immer das Allerwichtigste. Kein Mensch darf bei einer Behandlung zu Schaden kommen, wenn das irgendwie verhindert werden kann. Wir orientieren uns dabei an der Luftfahrt, die diesen Sicherheitsgedanken ja schon lange stabil implementiert hat (s. Kap. 17).

Was bedeutet für Sie der Tod?
Das ist eine sehr schwierige Frage. Ich glaube, für viele Menschen ist es nicht einfach anzuerkennen, dass das Leben endlich ist. Der Tod ist ein sehr gravierendes Ereignis im Leben. Wie es nach dem Tod weitergeht, wissen wir nicht.

Ich bin der Meinung, dass jedes Leben, was noch in irgendeiner Form lebenswert ist, eine Wiederbelebung verdient hat. Mir gefällt, was Peter Safar – der Entdecker der modernen Wiederbelebung – einmal sagte: „Der Tod ist nicht unser Feind, und manchmal braucht der Tod ein wenig Hilfe beim Zeitpunkt." Dem schließe ich mich vollumfänglich an.

Kann man keine Angst vor dem Tod haben?
Vielleicht kann Glauben hier helfen, keine Angst zu haben?

Und wenn ich Sie persönlich frage?
Ich lebe sehr, sehr gerne. Ich erinnere, wie traurig und betroffen ich war, als meine Eltern starben. Es ist sehr bedrückend, dass man dann einfach nicht mehr hier ist.

Hat Ihr Arztsein den Blick auf den Tod verändert?
Nahezu jeden Abend habe ich mir ein Feedback des Tages von meinen Oberärztinnen bzw. Oberärzten geben lassen. Vor einiger Zeit hatten wir den Fall eines 2-jährigen Jungen, der bei einer Familienfeier unbeobachtet in ein Gartenschwimmbecken gefallen und erst vom Rettungsdienst primär erfolgreich reanimiert worden war. Wie es aber um die Funktionsfähigkeit seines Gehirns stehen wird, war sehr fraglich, da der Junge erst verzögert gefunden und dann auch erst verzögert durch den Rettungsdienst reanimiert worden war. So etwas macht mich sehr betroffen und auch fassungslos, warum so ein Wasserbecken nicht abgedeckt ist; da sterben jährlich so viele Kinder, weil sie in so etwas hineinfallen. Das hat mich dann auch in der Nacht noch beschäftigt, auch wenn ich nur mittelbar von diesem Einsatz gehört hatte.

Macht der Tod unüberwindbar hilflos?
Nicht immer, denn es gibt ja die Wiederbelebung. Oft kann man erfolgreich wiederbeleben, und jede bzw. jeder kann das, was generell schon sehr wunderbar und beeindruckend ist. Was man mit einfachsten Mitteln – seinen beiden Händen – alles erreichen kann. Ein Leben. Wieder leben. Es ist wirklich so einfach! Und wenn Sie mit ihren beiden Händen dazu beigetragen haben, dass ein Mensch weiterleben kann, dann ist das schon sehr erhebend und sinnstiftend. Kolleg:innen aus Sri Lanka haben von einem Fall berichtet, bei dem eine jetzt 90-Jährige vor 30 Jahren erfolgreich reanimiert worden war. Was diese Frau im Alter allein durch eine suffiziente Wiederbelebung noch alles erleben durfte!

Sie kamen letztens von einer Beerdigung und waren glücklich. Warum?
Als ich erst 2 Jahre in der Anästhesiologie tätig gewesen war, habe ich morgens um 6 Uhr – ich weiß es noch sehr genau – im Klinikdienst eine damals 60-jährige Frau erfolgreich reanimiert. Ich hatte mich während der Reanimationsmaßnahmen dazu entschieden, ihr ein lysierendes, also Blutgerinnsel auflösendes Medikament zu applizieren, das zu dieser Zeit noch nicht hierfür zugelassen war und sogar in einer solchen Situation als verboten galt – und das hat ihr Leben gerettet. Nun ist sie mit über 90 Jahren gestorben, und die Familie hatte mich zu ihrer Beerdigung eingeladen. Die Familie – mit zahlreichen Enkeln und Urenkeln – war auch jetzt noch sehr dankbar, was mich sehr berührt hat.

Die Applikation des Medikaments war damals kein Standard und wurde von Fachseite argwöhnisch betrachtet.
Ja, sehr. Ich glaube, man muss, um in Gebieten Fortschritte zu erzielen, auch manchmal Grenzen überschreiten und neue Wege ausprobieren. Damals gab das in der Fachwelt ziemlichen Gegenwind, nachdem wir diesen Erfolg und unsere neue Intervention publiziert hatten. Wir haben das Thema der Lyse während der Wiederbelebung dann weiter wissenschaftlich verfolgt. Mittlerweile ist es dadurch seit mehr als 15 Jahren weltweit Standard, bei einer Reanimation in bestimmten Situationen Blutgerinnsel auflösende Medikamente in Erwägung zu ziehen.

Macht so eine Leistung unsterblich?
Puhh. Sicher ist: Viele Menschen, bei denen mittlerweile mit Blutgerinnsel auflösenden Medikamenten bei einer Reanimation interveniert wurde, hätten wohl sonst nicht überlebt. Und auch Konzepte wie das weltweite Reanimationstraining von Schüler:innen sind etwas, das wahrscheinlich über das eigene Leben hinaus erhalten bleiben wird und an dem man maßgeblich mitgewirkt hat. Unsterblich macht das natürlich nicht.

Was würden Sie Ersthelfenden raten, wie man sich nach einer geleisteten Reanimation verhalten soll?
Das vielleicht traumatisierende bei einem Herz-Kreislauf-Stillstand ist die unmittelbare Erfahrung des Todes, nicht die der Wiederbelebung. Man kann bzw. sollte sich wegen seiner eigenen mentalen Gesundheit darüber mit anderen austauschen, bei Bedarf, wenn einen die Ereignisse nicht loslassen, auch mit professionellen Ansprechpartnerinnen bzw. Ansprechpartnern. Und wenn der betroffene Mensch überlebt, dann gibt es kaum etwas Größeres.

Vor was haben Sie bei der Reanimation am meisten Respekt?
Ich glaube, als Arzt ist es wichtig, dass man an alles denkt, auch an mögliche und behebbare Ursachen des Kreislaufstillstands, die Technik beherrscht und suffizient durchführt. Wenn man nicht allein ist, ist es zudem wichtig, dass man sich gegenseitig ggf. korrigiert und motiviert. Und die Entscheidung, eine Reanimation im Einzelfall auch einmal abzubrechen, ist sehr schwerwiegend, weswegen man sie immer als gemeinsame Entscheidung im Team treffen sollte.

Wie viele Menschen haben Sie bisher reanimiert?
Mit eigenen Händen? Wahrscheinlich mehrere hundert Menschen. Meist als Notarzt außerhalb der Klinik.

Träumt man durch derartige Einsätze schlecht?
Das kann vorkommen.

Wenn man nicht helfen konnte: Gibt es da einen Moment des Schuldgefühls?
Na klar denkt man dann auch darüber nach, ob man noch eine bessere Performance hätte etablieren können. In meiner Klinik gab und gibt es die Kultur der gegenseitigen Hilfe. Man muss immer die vollumfängliche Kompetenz des gesamten Teams ausschöpfen. Das ist immer im Sinne der Patientinnen und Patienten.

Als Sie letztens privat zu einer Reanimation in einem Hauptbahnhof kamen, was haben Sie beobachtet?
Eine Frau war bereits dabei Herzdruckmassage zu leisten, und leider wurde wie so oft oder eigentlich fast immer insbesondere nicht tief und auch nicht schnell genug gedrückt. Ich konnte die Helfer:innen motivieren, deutlich tiefer und schneller zu drücken. Diese Änderung führte zu einer schnellen Änderung des Hautkolorits, was für eine bessere Durchblutung spricht. Der danach dann eintreffende Rettungsdienst konnte die Patientin dann erfolgreich stabilisieren.

Ist es als Privatperson immer noch schwieriger, Maßnahmen zu beginnen, als wenn Sie als professionelle Einsatzkraft zu einer solchen Situation kommen?
Natürlich ist es „im Dienst" etwas leichter. Sie sind in der Regel nicht allein, haben Material dabei und sind in Dienstkleidung unterwegs. Privat ist es bisweilen etwas anders, und immer ist es sehr wichtig!

Warum verlassen sich Menschen oft nur auf den Rettungsdienst?
Wir haben eines der besten Rettungssysteme der Welt, das ist ganz sicher so. Und auch daher sehen wir sicher oft ein ausschließliches Verlassen auf diese Systeme, was aber beim Herz-Kreislauf-Stillstand überhaupt nicht trägt. Auch der beste Rettungsdienst kommt zumeist viel zu spät. Das muss man der Bevölkerung erklären. Daher sind die beiden Hände eines jeden Umstehenden so überlebenswichtig.

Sie lieben die stabile Seitenlage nicht so sehr. Warum?
Es gibt eine Publikation von Prof. Jan Breckwoldt und anderen, die zeigt, dass in Berlin nahezu 30 % der reanimationspflichtigen Patient:innen mit Kreislaufstillstand in stabiler Seitenlage vorgefunden werden. Diese nutzt hier rein gar nichts. Das heißt, es wurden bis zum Eintreffen des Rettungsdienstes nach im Mittel 9 min keinerlei angemessene lebensrettende Maßnahmen von den Umstehenden ergriffen. Das bedeutet in der Regel den sicheren Tod oder schwere Folgeschäden für den betroffenen Menschen.

Die stabile Seitenlage, für deren lebensrettende Funktion es wenig bis keine wissenschaftliche Evidenz gibt, wird seit Jahrzehnten zentral in vielen Erste-Hilfe-Kursen gelehrt. Viele Teilnehmende denken dann, bevor sie beim Reanimieren etwas falsch machen, führen sie lieber die stabile Seitenlage als „Alternative" durch. Die stabile Seitenlage, dass muss man in aller Deutlichkeit sagen, ist aber eben keine Alternative zur Reanimation!

Die stabile Seitenlage ist aus meiner Sicht vor allem auch ein Relikt aus der Vergangenheit. Ich kenne tatsächlich niemanden, der seine Gesundheit oder gar sein Leben der stabilen Seitenlage zu verdanken hat. Ich will das nicht generell in Abrede stellen, es mag so etwas geben. Aber es gibt sehr viele Menschen, die ihr Leben der Reanimation verdanken, und noch sehr, sehr viel mehr Menschen, die wegen einer nicht erfolgten Reanimation – auch in Seitenlage – verstorben sind. Die stabile Seitenlage muss man im Erste-Hilfe-Kurs daher ganz klar einordnen und ihre lebensrettende Funktion in Abgrenzung zur Reanimation ganz klar und deutlich relativieren. Die stabile Seitenlage darf man nur dann anwenden, wenn der Mensch bewusstlos ist und ganz sicher und kontinuierlich normal atmet. Nur dann. Wenn die Atmung nicht sicher normal ist, dann muss man sofort die ununterbrochene Herzdruckmassage bzw. eine Wiederbelebung durchführen. Am Ende eines Erste-Hilfe-Kurses müssen die Menschen immer klar und nachhaltig wissen: „Prüfen, Rufen, Drücken" ist das Wichtigste – das rettet im Zweifel immer Leben. Und selbst wenn kein Herz-Kreislauf-Stillstand vorliegt, kann man damit nichts falsch machen. Vielleicht sollte man die stabile Seitenlage, radikal gedacht, auch einfach vollständig aus den zentralen Kurskonzepten entfernen und nur am Rande erwähnen. Sie ist aus meiner Sicht immer noch viel zu dominant. Die Dominanz in jedem Erste-Hilfe-Kurs muss der ununterbrochenen Herzdruckmassage zukommen. Alle Menschen müssen einfach wissen: Beim Herz-Kreislauf-Stillstand darf man niemals nur auf den Rettungsdienst warten.

Wie würden Sie die stabile Seitenlage einordnen?
Ich würde mich daher wie gesagt freuen, wenn Laien sofort an die heftige Herzdruckmassage denken und nicht an die stabile Seitenlage. Laien sollten im Zweifel und bis zum Beweis des Gegenteils immer von einem Herz-Kreislauf-Stillstand ausgehen. Wenn der Mensch keinen Herz-Kreislauf-Stillstand hat, wird er sich schon bemerkbar machen. Die stabile Seitenlage darf man nur dann anwenden, wenn ein Mensch ganz sicher normal atmet. Und das muss man dann auch kontinuierlich prüfen und ununterbrochen sicherstellen. Sonst kann das im wahrsten Sinne des Wortes tödlich sein. Es gilt immer: im Zweifel reanimieren, sofortige heftige Herzdruckmassage. Auch wenn Sie statt der sofortigen Herzdruckmassage erst einen Defibrillator holen, kann das tödlich sein. Die sofortige und ununterbrochene Herzdruckmassage ist und bleibt das Mittel der Wahl bei einem Herz-Kreislauf-Stillstand.

Sind Erste-Hilfe-Kurse in der heutigen Form noch zeitgemäß?
Erste Hilfe ist ein großes Fachgebiet. Und der wichtigste Part für die Sicherstellung des Überlebens der betroffenen Patientin bzw. des Patienten, das ist die zentrale Maßnahme der Reanimation, die Herzdruckmassage. Diesen Themenkomplex kann man in kurzer, pointierter Weise lernen. Dafür reicht im Notfall 1 min. Wir müssen dabei die Bevölkerung im Ganzen nachhaltig erreichen.

Sie haben die Deutsche Stiftung Wiederbelebung gegründet. Warum?
Wir brauchen deutlich mehr politische und finanzielle Unterstützung, um bei der dritthäufigsten Todesursache weitere Meilensteine in Forschung, Aufklärung und Schulung der Bevölkerung und somit für das Überleben zu etablieren. Um Mittel zu aggregieren und weitere Foren zu schaffen, habe ich diese Stiftung aus eigenen Mitteln gegründet. Wir stehen hier beim Herz-Kreislauf-Stillstand erst ganz am Anfang und sind noch längst nicht dort angekommen, wo wir sein könnten und müssten. In der Krebsmedizin ist man da – bei ähnlich vielen betroffenen Menschen – heute schon sehr viel weiter.

Was bedeutet Nachhaltigkeit für Ihr Wirken?
Wir haben heute eine solche Vielzahl an Nachrichten, Katastrophen und Veränderungen in der globalisierten Welt, dass vieles einfach zu schnell in Vergessenheit gerät. Daher ist es so wichtig, das Thema Wiederbelebung immer wieder präsent zu halten und nachhaltig zu platzieren.

Was würden Sie sich für die Erste Hilfe in Deutschland wünschen?
Wir brauchen noch mehr sehr kurze Kurse, in denen man in sehr kurzer Zeit die heftige Herzdruckmassage lernen kann. Das wird dann dazu führen, dass noch mehr Menschen als bisher sich auch für die weiteren wichtigen Aspekte der Wiederbelebung interessieren und an weiteren Kursen teilnehmen. Wiederbelebung muss eine „Bürgerpflicht" werden, und die Erste Hilfe in Deutschland – mit allen Hilfsorganisationen und allen anderen, die hierzu etwas beitragen können – muss das für die Zukunft nachhaltig sicherstellen.

Gleichzeitig möchten wir auch über klassische und moderne soziale Medien diese lebenswichtigen Themen nachhaltig verankern. Ein gutes Beispiel hierfür ist unsere Aktion „Wie beleben Deutschland wieder", an der vor wenigen Jahren neben dem Deutschen Rat für Wiederbelebung alle Hilfsorganisationen, zahlreiche medizinische Fachgesellschaften und viele andere aktiv beteiligt waren. Gemeinsam mit der Influencerin Doc Caro, der Notärztin Frau Dr. Carola Holzner, und vielen weiteren Influencerinnen und Influencern haben wir das Thema Wiederbelebung und unsere Forderung nach bundesweit verpflichtendem Wiederbelebungsunterricht in den Schulen unter dem Hashtag #IchrettedeinLeben in den sozialen Medien platziert. Ziele waren, die Wiederbelebung im Koalitionsvertrag der letzten Bundesregierung zu verankern, was gelungen ist, und im Rahmen einer Petition mehr als 50.000 Unterschriften zu sammeln, damit der Bundestag sich mit dieser Thematik befasst. Die Anzahl der Unterschriften wurde weit übertroffen, in wenigen Wochen kamen nahezu 85.000 Unterschriften zusammen, die wir dann dem Petitionsausschuss im Deutschen Bundestag übergeben haben. Wir wollen erreichen, dass die Wiederbelebung in der Schule endlich integraler und bundesweit verpflichtender Bestandteil des Lehrplans wird, um auch in Deutschland bis zu 10.000, in Europa bis zu 100.000 Menschenleben pro Jahr zusätzlich retten zu können. Und wir wollen bei den derzeit jungen Menschen den fast immer in jungen Jahren vorhandenen natürlichen Altruismus in deren zukünftiges Erwachsenenalter prolongieren. Letztendlich hat der Petitionsausschuss unser Anliegen leider wieder zurück an die Länder gegeben, und die Bundesregierung hat sich nicht damit befasst.

Was bedeutet Leben für Sie?
Leben ist einfach das Größte was es gibt. Die Natur, die Tiere, die Pflanzen, die Menschen, die Welt, wenn wir uns umschauen, das ist doch einzigartig, unglaublich faszinierend – die gesamte Schöpfung. Es ist nicht wirklich möglich, das in Worte zu fassen. Und es ist so schlimm, dass wir weiterhin und mit Vollgas dabei sind, das alles zu gefährden und zu zerstören, an vielen Stellen bereits unwiederbringlich. Wir müssen aus meiner Sicht gravierend und nachhaltig unsere Verhaltensweisen und das System, nachdem wir wirtschaften, fundamental korrigieren und aktiv unsere gemeinsame und mit der Natur im Einklang stehende Zukunft gestalten, damit alles hoffentlich bald wieder in eine richtige Richtung geht. Wir müssen uns dem Leben zuwenden. Das Leben als solches soll uns leiten, nicht Einzelinteressen oder eine wie auch immer organisierte Maximierung von monetären Dingen und Gütern. Das Leben insgesamt auf unserer Erde ist das Wichtigste, was wir alle gemein haben und was uns alle ausmacht. Intelligenz ist in diesem Zusammenhang für mich, nachhaltig das Leben für uns selbst und auf dieser unserer einzigartigen Welt zu sichern und im Sinne der Schöpfung zu gestalten und zu erhalten. Wenn Intelligenz dazu führt, dass wir uns selbst unserer unmittelbaren Lebensgrundlagen berauben – und wir alle sehen das im Moment zunehmend an sehr vielen Stellen –, was ist daran intelligent?

Vita
Univ.-Prof. Dr. med. Dr. h.c. Bernd W. Böttiger, langjähriger Chefarzt und Direktor der Klinik für Anästhesiologie und Operative Intensivmedizin der Uniklinik Köln. Ehemaliges Präsidiumsmitglied der Deutschen Interdisziplinären Vereinigung für Intensiv- und Notfallmedizin (DIVI), Vorstandsvorsitzender des Deutschen Rates für Wiederbelebung (GRC), verschiedene führende Positionen im European Resuscitation Council (ERC), im International Liaison Committee on Resuscitation (ILCOR) und in der Europäischen (ESAIC) und in der weltweiten (WFSA) Gesellschaft der Anästhesiologen, Gründer der Deutschen Stiftung Wiederbelebung, Bundesarzt und Präsidiumsmitglied des Deutschen Roten Kreuzes (DRK), gewähltes Mitglied in der Deutschen Nationalen Akademie der Wissenschaften Leopoldina.
Kontakt: Deutscher Rat für Wiederbelebung (German Resuscitation Council, GRC e. V.), GRC Geschäftsstelle, Priwittstraße 43, 89070 Ulm und Deutsches Rotes Kreuz (DRK e. V.), Generalsekretariat, Carstennstraße 58, 12205 Berlin
E-Mail: bernd.boettiger@uk-koeln.de

4

Interview mit dem Juristen Prof. Dr. jur. Steffen Augsberg

„Nach dem Strafgesetzbuch (StGB) ist es sogar ausdrücklich erwünscht, Erste Hilfe zu leisten."

Wann war Ihr letzter Erste-Hilfe-Kurs?
Der ist leider eindeutig schon zu lange her. Aber ich nehme dieses Gespräch als Erinnerung, das möglichst bald aufzufrischen.

Könnten Sie jemanden ad hoc reanimieren?
Das hoffe ich. Von meinen Eltern, beide Mediziner, habe ich gelernt, dass die lähmende Eigenerwartung, alles richtig machen zu müssen, hochgefährlich ist. Also lieber schnell als perfekt.

Was wäre schlimmer: nochmals beide Staatsexamina bestehen oder jemanden reanimieren zu müssen?
Das hängt vom Ergebnis ab! Im Ernst: Auf die Staatsexamina hatte ich mich intensiv vorbereitet und fand die Situation deshalb nicht so belastend. Zudem und vor allem geht es da nicht um Leben oder Tod. Also Letzteres.

Was bereitet Ihnen selbst bei Erster Hilfe Sorge?
Dass man sich in der konkreten Situation doch nicht oder nicht rechtzeitig traut, selbst aktiv zu werden, sondern zu lange auf andere wartet.

Wer Erste Hilfe leiste, stünde mit einem Bein im Knast, sagen Menschen salopp. Gilt das für Laien wirklich?
Nein, das stimmt so nicht. Nach dem Strafgesetzbuch (StGB) ist es sogar ausdrücklich erwünscht, Erste Hilfe zu leisten. Das Unterlassen von Hilfeleistung ist in § 323c StGB strafrechtlich geregelt. Zwar kann es bei einer Reanimation zu Sachschäden und Körperverletzungen kommen, allerdings erfolgen die lebensrettenden Maßnahmen meist im (mutmaßlichen) Interesse des Verletzten, dem im Zweifel sein Leben wichtiger ist als eine gebrochene Rippe oder zerschnittene Kleidung, der dies aber aufgrund von Bewusstlosigkeit o. Ä. nicht äußern kann. Juristisch gesehen kommt es hier dann zu einer sogenannten mutmaßlichen Einwilligung, und die Verursachung von Sachschäden oder auch Körperverletzungen, wie z. B. einem Rippenbruch, ist damit nicht strafbar. Etwas anderes gilt nur, wenn man nach Interessenabwägung etwa aufgrund eines ausdrücklichen Verzichts auf Hilfe zu dem Ergebnis kommen muss, dass eine solche Einwilligung im Einzelfall nicht vorliegt. Bei Durchführung der Erste-Hilfe-Maßnahmen soll man dann diejenigen Maßnahmen treffen, die für einen selbst erforderlich und zumutbar erscheinen.[1] Das heißt, selbst wenn es trotz der Hilfeleistung zu einer Verschlechterung des Gesundheitszustands oder sogar zum Tod des verletzten Menschen kommt, macht sich ein Ersthelfer grundsätzlich nicht strafbar, wenn die Hilfeleistung mit der gebotenen Sorgfalt durchgeführt wurde. Man sollte also keine Bedenken davor haben, Erste Hilfe zu leisten. Eigene Fähigkeiten, Kenntnisse und ähnliche Kriterien werden bei Ermittlung des Erforderlichen und Zumutbaren berücksichtigt.

Besondere Schwierigkeiten stellen sich bei Suizidversuchen. Aber auch hier kann man im Grundsatz davon ausgehen, dass ein Wille zum Weiterleben besteht.

Und für einen Arzt bzw. medizinisches Fachpersonal, der/das nur selten oder seit langen Jahren gar nichts mit Erster Hilfe und Notfallmedizin zu tun hat?
Grundsätzlich gilt die allgemeine Hilfspflicht sowohl für Fachpersonal als auch für nicht-fachliche Helfer. Aus § 323c I StGB ergibt sich keine erweiterte berufliche Pflicht. Ärzten bzw. Fachpersonal können jedoch aufgrund ihrer Kenntnisse erweiterte Hilfeleistungsmaßnahmen zumutbar sein, sodass im Einzelfall darauf zu schauen ist, ob der jeweilige Helfer aufgrund besonderer Kenntnisse zu erweiterten Rettungsmaßnahmen fähig ist und diese ihm auch

---

[1] Schönke/Schröder/*Hecker*, StGB § 323c Rn. 1; MüKo/*Freund* StGB § 323c Rn. 90.

zumutbar sind.² Dabei wird allerdings darauf abgestellt, wie ein durchschnittlicher und besonnener Mensch der auf das Leistungsvermögen des Täters zugeschnittenen Kategorie (Facharzt, Arzt, Hebamme, Pflegekraft, Baumeister, Kraftfahrer usw.), also in seinem „Verkehrskreis", handeln würde, um in der betreffenden Situation Gefahren für andere zu vermeiden. Die Durchschnittsanforderungen sind daher an dem engen sozialen Bereich zu orientieren, in dem der Einzelne tätig ist. So ist z. B. von einem Facharzt in seinem Fachgebiet mehr zu erwarten als von einem Allgemeinmediziner. Die Anforderungen an die Hilfeleistung sind also abhängig von der Person des Helfenden. Für den Fall, dass ein Arzt bzw. Fachpersonal selten oder seit langen Jahren nichts mit Erste Hilfe zu tun hatte, würde dieser Umstand berücksichtigt, wenn die zumutbare Rettungshandlung ermittelt wird. Auch diese Personen sollten deshalb keine Scheu vor Erster Hilfe haben.

Warum schüren Menschen mit so einer hemmungslosen Lust die Gerüchte, man würde juristisch belangt werden?
Vermutlich, weil es spektakulär klingt, eine gewisse Lust am Grusel befriedigt. Auch bei Medizinern sehe ich meist größeres Interesse am Medizinstrafrecht und Arzthaftungsrecht als etwa an Fragen des Leistungserbringungsrechts. Dabei bestimmt Letzteres den Alltag, und mit den ersten beiden Aspekten haben die allermeisten Mediziner zum Glück nie oder doch nur sehr selten zu tun.

Wie können Nichtjuristen in der Regel juristische Fragestellungen beurteilen?
Eingeschränkt gut. Natürlich haben auch Laien eine Vorstellung davon, welchen rechtlichen Vorgaben sie unterliegen. Aber gerade in Grenzfragen lohnt es sich, eine professionelle Einschätzung einzuholen.

Wen möchte der Paragraf 323c Abs. 1 StGB wirklich bestrafen?
§ 323c I StGB ist vorrangig eine Verhaltensnorm, die die Rechtsgüter des in Not Geratenen schützen will und darum die Gesellschaft dazu auffordert, in Unglücksfällen Hilfe zu leisten.³ Der Umfang der Beistandspflicht soll durch das Merkmal der Zumutbarkeit auf das Maß sozialethisch unerträglicher Unterlassungen reduziert werden.⁴ Sanktioniert wird nur, wer vorsätzlich nicht das leistet, was ihm zumutbar ist. Das bedeutet, dass man nur nach

---
[2] Schönke/Schröder/*Hecker*, StGB § 323c Rn. 23.
[3] MüKo/*Freund*, StGB § 323c Rn. 1 ff.
[4] BT-Drucks. Nr. 3713 (1. Wahlperiode), 44.

§ 323c I StGB bestraft wird, wenn man wissentlich und willentlich diejenigen Rettungsmaßnahmen unterlässt, die man selbst als erforderlich und einem selbst zumutbar erkannt hat.[5]

Was bedeutet „ohne erhebliche eigene Gefahr und ohne Verletzung anderer wichtiger Pflichten möglich ist"?
Diese Tatbestandsvoraussetzung bedeutet, dass man nur Hilfe leisten muss, wenn einem die konkreten Rettungsmaßnahmen zumutbar sind, insbesondere – aber nicht nur – wenn man sich dadurch nicht selbst in übermäßige Gefahr begibt.[6] Das Gesetz verweist beispielhaft („insbesondere") auf zwei Fälle der Unzumutbarkeit: die erhebliche eigene Gefahr und die Verletzung anderer wichtiger Pflichten.[7] Bei Ermittlung der zumutbaren Handlung werden individuelle Umstände wie das Risiko, in das sich der Helfende begibt, und die Rettungschancen abgewogen sowie das Schadensausmaß berücksichtigt.[8] Mit anderen wichtigen Pflichten sind z. B. religiöse Überzeugungen gemeint.[9]

Wann beginnt „erhebliche" eigene Gefahr? Wie subjektiv darf diese Gefahr individuell beurteilt sein?
Hierfür muss keine konkrete Lebensgefahr oder Gefahr für eine schwere Erkrankung oder Verletzung vorliegen.[10] Erfasst sind Gefahren für den Betroffenen und nahe Angehörige.[11] Der Umfang der Gefahr kann durchaus nach individuellen Einschätzungen divergieren. Da diese Gefahr jedoch nur ein Teil derjenigen Umstände ist, die in die Ermittlung der Zumutbarkeit einfließen, und diese nach den jeweils individuellen Umständen beurteilt wird, gibt es hier durchaus gewisse Spielräume.

Kommt durch das Schüren von der Angst vor Konsequenzen das Gaffen zustande, und ist das eine weitere Parallelwelt zum Nichthelfen aus Angst?
Ich denke, die Schaulust hat vor allem soziale und psychologische Gründe. Der Mensch ist von Natur aus neugierig. Passiert z. B. vor unseren Augen ein Unfall, kommen uns Gedanken darüber, dass wir selbst Opfer sein könnten,

---

[5] Schönke/Schröder/*Hecker*, StGB § 323c Rn. 25.
[6] BeckOK/*v. Heintschel-Heinegg*, StGB § 323c Rn. 22.
[7] Kindhäuser/Neumann/Paeffgen/*Gaede*, StGB § 323c Rn. 11.
[8] BeckOK/*v. Heintschel-Heinegg*, StGB § 323c Rn. 22; Rengier, StrafR BT II § 42 Rn. 13.
[9] BVerfGE 32, 98; Kindhäuser/Neumann/Paeffgen/*Gaede*, StGB § 323c Rn. 12.
[10] Kindhäuser/Neumann/Paeffgen/*Gaede*, StGB § 323c Rn. 12.
[11] Kindhäuser/Neumann/Paeffgen/*Gaede*, StGB § 323c Rn. 12.

dadurch entsteht ein gewisses Bedürfnis, das Geschehen zu erkunden. Zudem sind schwere Unfälle – zum Glück – seltene Ereignisse; auch das weckt Interesse. Angst vor Konsequenzen halte ich insoweit für einen weniger relevanten Faktor.

Es gibt seit nicht allzu langer Zeit den Absatz 2 des §323c StGB. Dieser soll Gaffer bestrafen. Wie wirkt sich dieser Absatz im juristischen Alltag aus?
Bisher gibt es meines Wissens nach keine Entscheidungsveröffentlichungen zu einer Verurteilung nach § 323c II StGB.[12] Allerdings ist diese Norm juristisch sehr umstritten, und man ist sich uneinig, ob er in dieser Form nötig und richtig ist.[13] Manche fordern die Abschaffung der Norm,[14] andere denken, durch diese Norm sei eine Strafbarkeitslücke geschlossen worden.[15] Ob sie gesellschaftlich sinnvolle Wirkungen entfaltet, ist eine andere Frage.

Ist dieses Behindern von Einsatzkräften ein Phänomen der Neuzeit?
Wie gesagt ist das Interesse an Unfällen und außergewöhnlichen Geschehnissen eine Ausprägung unserer natürlichen Neugierde. Die Schaulust an Unfallorten gibt es also schon länger. So berichtet etwa bereits 1992 die Zeitschrift *Stern* von einer Untersuchung, nach der rund 16 % aller Rettungseinsätze bei Verkehrsunfällen durch Schaulustige beeinträchtigt werden, 2 % sogar sehr stark.[16] Aber durch die technischen Fortschritte und das damit verbundene Filmen und Fotografieren von Unfallszenen, um diese anschließend in sozialen Netzwerken zu verbreiten, rückt diese Problematik weiter in den Vordergrund und wirkt dadurch viel präsenter.[17]

Ab wann könnte ein Ersthelfender für falsches Helfen wirklich juristisch belangt werden?
Ersthelfer können nach § 323c I StGB erst dann juristisch belangt werden, wenn sie die ihnen zumutbar und erforderlich scheinenden Rettungsmaßnahmen vorsätzlich nicht treffen. Leistet man also aus Fahrlässigkeit falsche Hilfe, hat man keine Strafe nach § 323c I StGB zu befürchten. Zwar kommen

---

[12] Zumindest sind sie der einschlägigen Kommentarliteratur nicht zu entnehmen.
[13] *Lenk*, Die Strafbarkeit des „Gaffers" gem. § 323c II StGB, JuS 2018, 229 (232).
[14] MüKo/*Freund*, StGB § 323c Rn. 141.
[15] *Preuß*, Behinderung von hilfeleistenden Personen, § 323c II StGB, ZIS 6 2019, 345 (348).
[16] *Stern*, 39/1992, 36.
[17] *Preuß*, Behinderung von hilfeleistenden Personen, § 323c II StGB, ZIS 6 2019, 345 (345); *Heger*/Hahn, Anmerkungen zum Bundesratsentwurf „Effektive Bekämpfung von sogenannten Gaffern sowie Verbesserung des Schutzes des Persönlichkeitsrechts", KriPoZ 2, 2017, 113 (113).

neben einem solchen Fall nach § 323c StGB dann auch Fahrlässigkeitsdelikte in Betracht, wie z. B. die fahrlässige Tötung oder Körperverletzung. Solange jedoch mit gebotener Sorgfalt gehandelt wird, scheidet auch ein solches Fahrlässigkeitsdelikt aus.

Gab es denn Urteile gegen Ersthelfende?
Mir sind jedenfalls keine solchen Entscheidungen bekannt.

Und wie ist es mit dem Unterlassen von Maßnahmen. Wie kann man da im Nachhinein ein schockbedingtes Unterlassen von einem fehlerhaften, vorsätzlichen Unterlassen unterscheiden?
Steht ein Ersthelfer unter Schock, kann dies dazu führen, dass er schuldunfähig ist.[18] Es kommt dann bei einem Unterlassen der Rettungsmaßnahmen nicht zu einer Strafbarkeit. Die Abgrenzung im Nachhinein gestaltet sich jedoch im Einzelfall problematisch. Hierzu wird ein Sachverständigengutachten eingeholt, dass den Ersthelfer begutachtet und auf psychologisch fundierten Erkenntnissen zu einem Ergebnis kommt.[19] Ob dann wirklich ein schockbedingtes Unterlassen oder doch ein vorsätzliches Unterlassen vorlag, wird somit von professionellen Psychologen sorgfältig analysiert und dem Gericht begründet dargelegt. Im Übrigen beeinflussen die psychische Disposition und situative Reaktionen natürlich auch die Zumutbarkeit.

Eine weitere Geschichte, die immer wieder kursiert, ist, dass ein Ersthelfender ein Hemd etc. des Patienten zerschneidet und dieser dafür den Ersthelfenden verklagen könnte. Stimmt das?
Hier kann man zwischen zivilrechtlichen Schadensersatzansprüchen und strafrechtlicher Verfolgung auf Antrag des Geschädigten (insbesondere § 303 StGB) unterscheiden. Strafrechtlich ist, da das Leben und die Gesundheit gegenüber dem Eigentum höherrangig sind, das Handeln nach den Grundsätzen des Notstands gerechtfertigt.[20] Außerdem kann man als Ersthelfer im Zweifel annehmen, dass dem Verletzten sein Leben und seine Gesundheit wichtiger als seine Kleidung sind, sodass eine mutmaßliche Einwilligung vorliegt. Wegen des notwendigen Zerschneidens von Kleidung verklagt zu werden, dürfte daher eher im Bereich urbaner Legenden zu verorten sein.

---

[18] BeckOK/*Eschelbach*, StGB § 20 Rn. 34.
[19] MüKo/*Streng*, StGB § 20 Rn. 162.
[20] Vgl. BeckOK/*Momsen/Savic*, StGB § 34 Rn. 1.

Wie ist Ihr Resümee: Wie viel juristische Sorgen sollen sich Ersthelfende machen?
Vergleichsweise wenige. Als Gesellschaft haben wir großes Interesse daran, dass Menschen in Not geholfen wird, und das spiegelt sich auch in der rechtlichen Handhabung der Ersthilfe wider. Zudem sollte man sich klarmachen, dass Nichtstun nicht etwa unproblematisch ist, sondern im Gegenteil gerade hier juristische Folgen drohen können.

Vita
Prof. Dr. jur. Steffen Augsberg, geb. 1976 in Gießen. Studium an der Universität Trier und der Ludwig-Maximilians-Universität (LMU) München. Jurist, Promotion in Heidelberg, Habilitation in Köln. Ab 2011 Lehrstuhl für Öffentliches Recht, insbesondere Recht des Gesundheitswesens, an der Universität des Saarlandes, seit 2013 Professor für Öffentliches Recht an der Justus-Liebig-Universität (JLU) Gießen. Von 2016 bis 2024 Mitglied des Deutschen Ethikrates.

Kontakt: Professur für Öffentliches Recht, Hein-Heckroth-Str. 5, 35390 Gießen
E-Mail: steffen.augsberg@recht.uni-giessen.de

5

Interview mit einem Patienten der Mobilen Retter

„Ich bin einfach glücklich, noch da sein zu dürfen."

Hat sich Ihr Leben seit dem Tag, andem Sie wiederbelebt wurden, für immer verändert?
Ich bin dankbar, dass die Sache so gut für mich ausgegangen ist.

Was haben Sie an dem Morgen gefrühstückt?
Ein normales westfälisches Frühstück: Butterbrot und Kaffee.

Was bedeutete für Sie die Endlichkeit des Lebens, bevor Sie sie selbst kurzzeitig erfahren haben?
Vor dieser Sache hatte ich bereits einige Schutzengel gehabt und dadurch weiß ich, wie schnell alles gehen kann.

Wie fühlt es sich an, nicht mehr auf dieser Welt gewesen zu sein?
Ich habe nichts davon mitbekommen.

Was ist genau passiert?
Ohne jeglichen vorher erkennbaren Grund bin ich in die Bewusstlosigkeit gefallen.

Was ist Ihre erste Erinnerung „danach"?
Schmerzen am ganzen Körper, Verwirrtheit.

Hatten Sie gebrochene Rippen?
Nein.

Wenn ja, tat das sehr weh?
Es tat auch ohne gebrochene Rippen wochenlang weh.

Wurden Sie defibrilliert?
Ja, durch den Rettungsdienst.

War auch das hinterher in irgendeiner Weise schmerzhaft?
Kann ich nicht sagen, der ganze Körper schmerzte.

Darf ich fragen, weswegen Sie einen Kreislaufstillstand erlitten haben?
Herzprobleme waren bekannt, jedoch nicht akut.

Was würden Sie als Betroffener Kursteilnehmenden in Erste-Hilfe-Kursen raten, die Angst haben, eine Wiederbelebung durchzuführen?
Eigentlich kann man nichts verkehrt machen.

Was wussten Sie vor dem Vorfall von Erster Hilfe?
Seit der Bundeswehrzeit hatte ich nicht viel Kontakt mit Erster Hilfe.

Hätten Sie selbst einen Menschen reanimieren können?
Glaube ich nicht, vielleicht wenn es kein anderer vorgemacht hätte.

Was bedeutet es, ein sprichwörtlich zweites Leben leben zu können?
Es ist mein drittes Leben, ich bin 2015 schon einmal reanimiert worden und dankbar am Leben sein zu dürfen.

Wie hat sich Ihre Sicht auf die Dinge im Alltag verändert? Und ist das dauerhaft?
Ich versuche das Leben lockerer, entspannter zu sehen.

Warum glauben Sie, beschäftigen sich Menschen so wenig mit dem Thema Erste Hilfe, obgleich sie damit Leben retten könnten?
Viele Menschen haben Angst, „mehr kaputt zu machen", als helfen zu können.

Beschäftigen Sie sich selbst mit dem Thema Erste Hilfe nun anders?
Nein. Ich habe wie viele Menschen die Sorge, etwas falsch machen zu können.

Wie war das erste Zusammentreffen mit Ihrem Lebensretter?
Sehr dankbar. Umarmung, glücklich.

Haben Sie noch heute Kontakt?
Man sieht sich öfters.

Hat sich Ihr Blick auf die Endlichkeit des Lebens verändert?
Ich habe keine Angst vor dem Tod.

Wann und wie fühlen Sie Dankbarkeit für Ihr Schicksal?
Ich bin einfach glücklich, noch da sein zu dürfen.

Was macht Ihnen rückblickend noch heute Angst hinsichtlich des Erlebten?
Ich habe Angst vor der Auslösung meines inzwischen eingesetzten Defibrillators.

Wenn vor Ihnen jemand kollabieren würden, was würden Sie heute tun?
Ich würde Hilfe rufen und eine Reanimation versuchen.

6

Interview mit dem Ersthelfer Guido des Mobile Retter e. V.

„Jede Reanimation kann zum Erfolg führen."

Wie begann Ihr Morgen, an dem Sie ein Leben retteten?
Ein normaler Morgen, wie an jedem Arbeitstag.

Was bedeutet es, ein Mobiler Retter zu sein?
Mobiler Retter zu sein bedeutet, bereit zu sein an seine physischen und psychischen Grenzen zu gehen. Es bedeutet, Freud und Leid jederzeit in intimsten Momenten von oft fremden Menschen mitzuerleben.

Welche medizinische Qualifikation besitzen Sie?
Seit fast 40 Jahren Feuerwehrmann und betrieblicher Ersthelfer.

Wie viele Reanimationen haben Sie bisher durchgeführt?
Geschätzt 20–25 Reanimationen habe ich in meiner Funktion als Mobiler Retter seit März 2014 im Kreis Gütersloh durchgeführt.

Was hat Ihnen vor Reanimationen Angst gemacht?
Eigentlich gar nichts. Ich bin mit der Einstellung in das Ehrenamt gegangen, dass ich einfach nur helfen kann. Für die Ursache bin ich nicht verantwortlich und so kann ich unbedarft an die Sache gehen.

Die wievielte Reanimation war es?
Auch da kann ich nur schätzen, vielleicht die 7. oder 8. Reanimation.

Erzählen Sie mir von dem Moment, als Sie alarmiert wurden.
Ich saß an meinem Arbeitsplatz, als alarmiert wurde. Die App fragte, ob ich den Einsatz übernehmen möchte. Luftlinie ca. 800 m. Nach Einsatzübernahme fuhr ich zur genannten Adresse, unterwegs habe ich schon die Handschuhe übergezogen und im Kopf den Ablauf durchgespielt.

Welche Situation haben Sie vorgefunden?
Eine Einweisung auf das Firmengelände erfolgte durch Mitarbeiter, der Rettungsdienst war noch nicht vor Ort. Der Patient lag auf einer Holzpalette, die betrieblichen Ersthelfer reanimierten bereits. Ich habe dann das Reanimieren übernommen. Nach ca. 3–4 min kam das Personal des Rettungswagens dazu.

Wie ist das Erleben, wenn ein Mensch nicht mehr atmet?
Das ist ein sehr intensiver Moment, in dem man schnell eine Entscheidung treffen muss. Als Mobiler Retter ist man dabei zusätzlich oft allein, wenn der Rettungsdienst noch nicht vor Ort ist. In der Situation bemerkt man das aber gar nicht: Der Anblick eines reanimationspflichtigen Menschen ist jedoch für mich ein Motivationsschub, sich noch mehr zu konzentrieren.

Finden Sie, dass man dies einwandfrei feststellen kann?
Erfahrung und Übung machen das Erkennen eines Ausfalls der Vitalfunktion einfacher.

Lief Ihr Patient schon blau an?
Beim Eintreffen waren die Ohrläppchen und Lippen bereits bläulich verfärbt, die Lage war also sehr ernst.

Welche Maßnahmen haben Sie ergriffen?
Vor Eintreffen des Rettungsdienstes habe ich eine Herzdruckmassage durchgeführt. Nach Eintreffen des Rettungsdienstes haben wir uns bei der Reanimation abgewechselt, in der freien Zeit habe ich den Rettungsdienst bei anderweitigen Aufgaben beispielsweise durch das Angeben von Materialien unterstützt.

Haben diese Maßnahmen Wirkung gezeigt?
Die Wirkung hat sich erst nach ca. 30 min nach der Gabe von Medikamenten und mit der bis dahin stattfindenden Reanimation gezeigt.

Was bedeutet es, einem Menschen den Brustkorb kräftig einzudrücken?
Beim ersten Mal ist es ein Gefühl, das sich sehr „anders" anfühlt. Anders bedeutet, es ist keine Übungspuppe. Man drückt sehr tief auf den Brustkorb und kann die Tiefe (ca. 5 cm) schwer einschätzen. Jedoch ist das mit Einsatzerfahrung und dem Training inzwischen gar kein Thema mehr.

Sind Rippen gebrochen?
Ich kann nur sagen, dass der Patient im Nachgang ordentlich Schmerzen hatte. Ob was gebrochen war, weiß ich nicht.

Wie merkt man das?
Es gibt einen kleinen Knacks und der Brustkorb gibt sofort nach.

Macht das Angst, etwas falsch zu machen?
Ein klares Nein. Nur wer nichts macht, macht was falsch.

Was würden Sie Kursteilnehmenden raten, wenn diese die Sorge äußern, bei einer Reanimation etwas falsch zu machen?
Man kann nichts falsch machen, es geht darum ein Leben zu erhalten. Man muss die Basics im Kopf behalten, alles andere ergibt sich aus der Situation.

Wie empfindet man das Zeitgefühl während einer Reanimation?
Ich habe gar kein Zeitgefühl. Der Rettungsdienst spricht natürlich über Zeiten, an denen man sich dann orientieren kann.

Wie ist es, einen Menschen zu beatmen?
Das ist für mich immer grenzwertig. Gerade wenn man allein an der Einsatzstelle ist, betrachte ich es nicht als erste Priorität.

Wurde auch ein Defibrillator genutzt?
Ja.

Wie lange haben Sie den Patienten reanimiert?
In der Summe waren es ca. 30 min mit 3 Personen im Wechsel.

Hat er vor Ort das Bewusstsein wiedererlangt oder wie war der weitere Versorgungsverlauf?
Nach ca. 30 min war ein Bewusstsein vorhanden, verbunden mit panischem Verhalten. Der Notarzt hat den Patienten umgehend in ein künstliches Koma versetzt, um ihn zu schonen.

Wie fühlten Sie sich innerlich?
Erstmal ein wenig ungläubig aufgrund des Erfolges und letztendlich stolz ein Teil des Teams gewesen zu sein, dass so erfolgreich zusammengearbeitet hat.

Was haben Sie an dem Tag noch gemacht?
Nach einer Stunde an der Einsatzstelle ging es wieder zur Arbeit und ich habe weitergemacht wie vor dem Einsatz.

Was macht Ihnen auch als erfahrener Mobiler Retter noch heute Sorge bei Reanimationen?
Dass man zu lange allein an der Einsatzstelle ist und es dauert, bis Unterstützung kommt. Patient und Angehörige allein zu managen, macht es nicht leichter.

Wie war es, den Patienten das erste Mal wiederzutreffen?
Unglaublich! Drei Wochen nach dem Vorfall stand der Patient in einer wunderbaren Gesichtsfarbe lächelnd vor meiner Haustür.

Was motivierte und motiviert Sie, in den Grenzbereich des menschlichen Seins einzugreifen?
Das Leben ist so wertvoll. Gerade in Situationen, in denen ein Mensch sich nicht mehr selbst helfen kann, ist es wichtig, dass andere Menschen für ihn da sind.

Warum glauben Sie, dass Menschen sich so ungern mit Erster Hilfe beschäftigen?
Angst vor Fehlern, Unwissenheit. Nur ein Erste-Hilfe-Kurs im Leben ist einfach zu wenig. Aber auch der Ekelfaktor ist nicht unerheblich.

Was motiviert Sie, obwohl viele Patienten trotz Reanimation nicht überleben, weiterzumachen?
Jede Reanimation kann zum Erfolg führen. Also sollte man nichts unversucht lassen, um ein Menschenleben zu retten. Und all das kann man mit seinen eigenen Händen machen, ganz einfach.

Vita
Guido ist seit 2014 Mobiler Retter und seit fast 40 Jahren Mitglied einer Freiwilligen Feuerwehr. Er arbeitet als Brandschutztechniker in einem mittelständischen Betrieb.

7

Interview mit dem Geschäftsführer des Mobile Retter e.V. Stefan Prasse

Im Theater sind es die Bretter, die die Welt bedeuten. Bei der Zuführung von medizinisch qualifiziertem Personal können nun Apps helfen. Was kann die Initiative Mobile Retter?

Es geht bei der Smartphone-basierten Ersthelfer-Alarmierung (SbEA) weniger um eine App, sondern um qualifizierte freiwillige Ersthelfende. Der Verein selbst besitzt oder vertreibt keine App und auch kein technisches Alarmierungssystem. Der gemeinnützige Mobile Retter e.V. setzt sich seit Anfang 2014 für die Verbreitung der SbEA in Deutschland ein. Wir unterstützen Gebietskörperschaften (Kreise/Landkreise und kreisfreie Städte) bei der strukturierten Projekteinführung und dem nachhaltigen Regelbetrieb dieser Systeme. Unser Fokus ist hierbei die Unterstützung für das aktive Ehrenamtsmanagement ihrer Ersthelfenden als entscheidender Erfolgsfaktor der SbEA.

Mobile Retter können allein durch die örtliche Nähe sehr oft schneller als der Rettungsdienst am Notfallort sein und bis zu dessen Eintreffen bereits qualifizierte lebensrettende Maßnahmen einleiten, die gerade in den ersten Minuten oft entscheidend sind. Die Rettungskette wird somit gestärkt, ohne eine Änderung an der bisherigen etablierten Struktur des Rettungsdienstes vorzunehmen. So konnten Mobile Retter in den vergangenen Jahren bereits Hunderte Menschenleben retten.

Wie kamen Sie auf die Idee?

Das Projekt Mobile Retter wurde im Jahr 2013 von dem Neurochirurgen, leitenden Notarzt, Biochemiker und Elektroingenieur Prof. Dr. med. habil. Dr. rer. medic. Dipl.-Biochem. Ralf Stroop, M. Sc. ins Leben gerufen.

Dieser befand sich in seinem Wohnhaus im Kreis Gütersloh, als er das Martinshorn von Rettungswagen und Notarzt auf dem Weg zu seiner Nachbarin wahrnahm. Der Gedanke, dass er in kürzester Zeit bei ihr gewesen wäre, um zu helfen, wenn er nur von dem Notfall gewusst hätte, war der Grundstein zur Entwicklung des Mobile-Retter-Projekts.

Das Projekt wurde zunächst im Kreis Gütersloh initiiert – in Zusammenarbeit mit der Kreisverwaltung Gütersloh, den örtlichen Hilfsorganisationen sowie Kliniken, Ärzteschaft und Feuerwehren. In Kooperation und mit Unterstützung durch lokale (Hilfs-)Organisationen werden seither fortlaufend medizinisch qualifizierte Ersthelfende, wie z. B. Rettungsdienstpersonal, Ärztinnen und Ärzte, Sanitätsdienstleistende sowie Feuerwehrkräfte etc., als Mobile Retter registriert und trainiert. Mit dem bei der Leitstelle (112) eingehenden Notruf wird bei den Stichworten „Herz-Kreislauf-Stillstand" oder „Bewusstlosigkeit" parallel zur Alarmierung des Rettungsdienstes im Einsatzleitsystem der Leitstelle eine Mobile-Retter-Alarmierung ausgelöst. Der Alarmierungsserver des Technologieanbieters eruiert automatisch anhand der vorliegenden GPS- und Ortungsdaten die zum Einsatzort nächst verfügbaren qualifizierten Ersthelfenden, alarmiert diese über eine Smartphone-App und navigiert sie zum Einsatz. Ziel ist es, das therapiefreie Intervall zu minimieren, um die Überlebenswahrscheinlichkeit und -qualität und damit die Versorgungsqualität der Betroffenen nachweislich zu verbessern.

In wie vielen Städten und Gemeinden gibt es Apps, die qualifizierte Helfende alarmieren?

Jede Region ist – nicht zuletzt aufgrund der unterschiedlichen Regelungen in den maßgeblichen Gesetzen der Länder zur Notfallrettung – hinsichtlich der rettungsdienstlichen Versorgung unterschiedlich aufgestellt. Gleichzeitig gilt es, eine Vielzahl administrativer und organisatorischer Aspekte mit dem Betrieb der SbEA zu organisieren. Inzwischen existieren einige Anbieter für den technischen Teil der SbEA (Alarmierungssystem, App und Schnittstelle zum Einsatzleitsystem 112). Der Fokus des Mobile Retter e.V. liegt jedoch auf den entscheidenden, organisatorischen und konzeptionellen Komponenten für eine nachhaltige SbEA: (1) Unterstützung der Gebietskörperschaften im Zuge der strukturierten Implementierung und im nachhaltigen Regelbetrieb sowie (2) Unterstützung der Gebietskörperschaften beim aktiven Ehrenamtsmanagement, d. h. bei Rekrutierung, Betreuung, Schutz, Motivation, Bindung und möglicher Reaktivierung der ehrenamtlichen Ersthelfenden. Denn ein rein technisches Alarmierungssystem hat keinerlei Nutzen ohne eine hohe Anzahl langfristig motivierter freiwilliger Ersthelfender.

Die Mobilen Retter sind aktuell in mehr als 40 Kreisen und kreisfreien Städten aktiv. Damit können bereits jetzt ca. 9 Millionen Einwohner in den unterstützen Regionen von der SbEA profitieren. Etliche weitere Gebietskörperschaften in ganz Deutschland haben konkretes Interesse bekundet oder befinden sich bereits auf politischer bzw. verwaltungsinterner Ebene in der Vorbereitungsphase für eine Implementierung. In einzelnen Regionen Deutschlands gibt es zusätzlich noch eigenständige Projekte von verschiedenen Technologieanbietern ohne strukturierte Unterstützung des Mobile Retter e.V.

Wie viele Einsätze können die Mobilen Retter bis heute verzeichnen?
Bis heute wurden die über 21.000 aktiven Mobilen Retter bereits über 67.000-mal alarmiert und können über 36.000 Einsätze verzeichnen. Sie sind das Herzstück der Mobile-Retter-Initiative und setzen sich tagtäglich dafür ein, Menschenleben zu retten.

Um wie viele Minuten verkürzt die SbEA den Beginn einer Herzdruckmassage?
Bei einem Herz-Kreislauf-Stillstand sterben bereits nach 3–5 min Nervenzellen im Gehirn irreparabel ab. Die Eintreffzeit des Rettungsdienstes liegt jedoch durchschnittlich bei 9 min, d. h. für dieses lebensbedrohliche Krankheitsbild meist zu spät. Die parallel von der Leitstelle alarmierten Mobilen Retter benötigen durch die örtliche Nähe zum Notfallort im Schnitt nur 4 min und können somit bis zum Eintreffen des Rettungsdienstes bereits qualifizierte lebensrettende Maßnahmen einleiten, die gerade in den ersten Minuten entscheidend sind.

Wie sind die Ergebnisse des Überlebens der Patienten?
Mehr als 120.000 Menschen in Deutschland erleiden laut dem Deutschen Rat für Wiederbelebung (German Resuscitation Council, GRC) jährlich einen plötzlichen Herz-Kreislauf-Stillstand außerhalb eines Krankenhauses, den nur ca. 10 % der Betroffenen überleben. Mit einer flächendeckenden schnellen medizinischen Erstversorgung dieser lebensbedrohlichen Notfälle können bis zu 10.000 Menschenleben pro Jahr in Deutschland gerettet werden. Entscheidend für die Überlebenschancen ist die Reduzierung des therapiefreien Intervalls, indem kein Blutfluss und damit keine Sauerstoffversorgung erfolgt (No-Flow-Time) – deshalb ist schnelle Hilfe entscheidend. Die Mobilen Retter sind ein wichtiger Faktor, da sie schnell am Notfallort eintreffen können, um qualifizierte Wiederbelebungsmaßnahmen einzuleiten. Ebenso wichtig ist aber auch die sofortige Laienreanimation durch Ersthelfende vor Ort.

Eine erste Studie konnte bereits belegen, dass sich mit Mobilen Rettern die Krankenhausentlassungsrate und auch das „gute neurologische Outcome" der Betroffenen verdoppeln. Aus diesen und anderen vorliegenden Daten geht klar hervor, dass durch Mobile Retter nicht nur deutlich mehr Menschen einen plötzlichen Herz-Kreislauf-Stillstand überleben, sondern diesen auch deutlich besser, also mit weniger gravierenden Folgeschäden, verkraften. Hieraus folgt, dass sich die Kosten für Intensivstationsaufenthalte, Reha- und Pflegemaßnahmen für teils schwer- und schwerstbehinderte Menschen deutlich reduzieren lassen. Darüber hinaus ist mit einer Reduktion der psychosozialen Belastungen im familiären Umfeld der Betroffenen zu rechnen.

Deutschland ist im Rettungswesen sehr föderal aufgebaut. Was bedeutet das für die Einführung von neuen Technologien?
Die Diskrepanz zwischen der Notwendigkeit, lebensrettende Sofortmaßnahmen möglichst innerhalb der ersten 3–5 min nach einem Herz-Kreislauf-Stillstand einzuleiten und den begrenzten Möglichkeiten des Rettungsdienstes, lässt sich nur auflösen, wenn alternative Verfahren in das System der Notfallrettung integriert werden. Da sehr viele Menschen ein Smartphone besitzen und darüber prinzipiell lokalisierbar sind, wurde die Idee umgesetzt, die SbEA zu entwickeln und unter den Bedingungen der Rettungsdienstlandschaft in Deutschland zu implementieren. Bei der SbEA handelt es sich jedoch nicht um ein rein technisches System, sondern um ein System von Ehrenamtlichen, die Technik zur Lebensrettung nutzen.

Es hat ein paar Jahre der Pilotierung mit mutigen Gebietskörperschaften gebraucht, bis alle Themen der SbEA grundsätzlich definiert und grundlegende Fragen geklärt waren. Der Föderalismus erschwert die einheitliche Verbreitung – und damit die Möglichkeit, mehr Menschen vor dem plötzlichen Herztod zu retten, – erheblich. Gleichzeitig nehmen wir uns in der Unterstützung der Kreise und Städte die Zeit, das Projekt gemeinsam unter besonderer Berücksichtigung der lokalen Gegebenheiten strukturiert und nachhaltig einzuführen. Das vordergründige Ziel der Unterstützung von Gebietskörperschaften liegt darin, den lokalen Verantwortlichen die Arbeit weitestgehend zu erleichtern bzw. sie, basierend auf einheitlichen Qualitätskriterien und (Mindest-)Standards, überhaupt in die Lage zu versetzen, die komplexen Aufgaben zum nachhaltigen Betrieb der SbEA leisten zu können. Zur Unterstützung ihrer operativen Tätigkeiten sowie für ein verbessertes Ehrenamtsmanagement stellt der Mobile Retter e.V. den Gebietskörperschaften daher als IT-Instrument ein auf die jeweiligen regionalen Bedürfnisse anpassbares Onlineportal mit Hunderten Maßnahmen, Kampagnen, Medienmaterialien, Dokumenten sowie Onlineshop zur Verfügung. Die ehrenamtlichen Mobilen Retter können durch die strukturierte, professionelle Implementierung und den nachhaltigen Regelbetrieb zielgerichtet betreut und langfristig motiviert werden. Als Pionier der SbEA in Deutschland ist es Aufgabe und Ziel des Mobile Retter e.V., sich bundesweit der konzeptionellen und organisatorischen Themen der SbEA anzunehmen und diese zu vereinheitlichen.

Was hat sich in den Jahren, in denen die Initiative besteht, an ihr und mit ihr verändert?
Wir haben mit jeder Region und mit jedem Jahr dazugelernt. Die wichtigste Erkenntnis war aber, dass eine App allein nicht ausreicht. Und ebenso muss die SbEA in einer nachhaltigen und professionellen Struktur in einer Gebietskörperschaft verankert sein (Verwaltung, Berufsfeuerwehr, Rettungsdienstzweckverband). Insbesondere das aktive Ehrenamtsmanagement mit Maßnahmen zur Motivation und Bindung der ehrenamtlichen Mobilen Retter sind entscheidend dafür, dass das Projekt in den Regionen auch langfristig erfolgreich sein kann. Aber auch darüber hinaus unterstützen wir die Gebietskörperschaften beispielsweise bei der Öffentlichkeitsarbeit, der Gewinnung und Qualifizierung von Ersthelfenden sowie der Etablierung einer regionalen Einsatznachsorge. Das Besondere am Mobile Retter e.V. ist, dass wir die Regionen und Gebietskörperschaften von Beginn an in allen Projektphasen und Bereichen langfristig unterstützen. Und gemeinsam mit den Mobile-Retter-Regionen entwickeln wir das Mobile-Retter-Projekt in verschiedenen Arbeitsgruppen und Formaten stetig weiter.

Welche Erfahrungen haben Sie mit der Nachsorge der ehrenamtlichen Helfenden?
Die Nachsorge bzw. das Angebot zur Nachsorge in den Regionen ist ein relevanter Baustein im Mobile-Retter-Prinzip. Mobile Retter sollen nicht nur zielgerichtet zu Einsätzen gerufen werden, sondern diese auch psychosozial gesund abschließen können. Um dieser wichtigen Verantwortung nachzukommen, wird bei den Mobilen Rettern in einem mehrstufigen Konzept Unterstützung angeboten, die die Ehrenamtlichen bei Bedarf jederzeit in Anspruch nehmen können. Wie bei sämtlichen Themen der SbEA wird auch die Nachsorge unter Berücksichtigung der jeweiligen lokalen Gegebenheiten und zur Verfügung stehenden Ressourcen implementiert. Dieser „Schutzschirm" ist wichtig, egal wie oft oder selten dieser wirklich in Anspruch genommen wird. Dies zeigt nicht zuletzt eine Studie aus dem Jahr 2019, in der eine Belastung der Mobilen Retter durch den *Umgang mit betroffenen Familienangehörigen usw.* sowie der Kontakt mit *bereits verstorbenen Menschen* nachgewiesen werden konnte, auch

wenn Belastungssymptome selten auftraten oder fast immer nach wenigen Tagen wieder verschwanden (vgl. Stroop et al. 2020).

Besteht die Gefahr, dass Ehrenamtliche in Dauerbereitschaft ausbrennen?
Uns ist nicht nur die Qualitätssicherung der Einsätze, sondern auch der Eigenschutz sehr wichtig. Jeder Mobile Retter kann seine Einsatzbereitschaft selbst bestimmen. So können sie sich in Belastungsphasen – ob aus privaten oder beruflichen Gründen oder durch vorherige Einsätze – eigenständig auch für eine gewisse Zeit aus der Alarmierung nehmen lassen. Generell ist es aber unser Ziel mindestens 2 ‰ der Bevölkerung einer Region für einen Einsatz als Mobile Retter zu gewinnen. Damit können wir nicht nur einen zuverlässigen Einsatz in den Regionen gewährleisten, sondern auch, dass nach der Wahrscheinlichkeit eine gleichmäßige Verteilung gewährleistet werden kann. Je mehr sich engagieren, desto besser ist das natürlich für alle!

Im Gegensatz zur Freiwilligen Feuerwehr sieht das Einsatzsetting ganz anders aus. Es gibt keine Kollegen, kein Fahrzeug, kein Material.
All das kann hilfreich sein. Im Notfall eines Herz-Kreislauf-Stillstands ist wie beschrieben aber vor allem der Faktor Zeit entscheidend. Das Ziel ist es, dass so schnell wie möglich eine qualifizierte Person am Einsatzort eintrifft und Wiederbelebungsmaßnahmen einleiten kann: Dabei reichen die eigenen zwei Hände vollkommen aus. Die Suche nach Material kann oftmals eher hinderlich sein. So soll die Rettungskette gestärkt werden, ohne eine Änderung an der bisher etablierten Struktur des Rettungsdienstes vorzunehmen. Zum Eigenschutz werden die Mobilen Retter von den Gebietskörperschaften dennoch mit einem Mindestschutz – bestehend aus Einmalhandschuhen und einer Beatmungsfolie – ausgestattet.

Wie refinanziert sich die Initiative?
Die Finanzierung der SbEA gestaltet sich von Region zu Region unterschiedlich. In der Regel kommen die finanziellen Mittel aber aus dem Haushalt der jeweiligen Gebietskörperschaft. Als Ergänzung der etablierten Rettungskette ergibt sich mit der SbEA eine nachweisliche Erhöhung der Effizienz der Gesundheitsversorgung (Kosten-Nutzen-Verhältnis). Für eine mögliche bundesweit einheitliche Einführung ist für die Zukunft noch eingehender zu prüfen, wer am Ende – neben den Patienten sowie Angehörigen – einen (finanziellen) „Nutzen" hat. Auf Grundlage von Ergebnissen aus Forschungs- und Entwicklungsprojekten sind wir bereits in Dialog mit Politik und Kostenträgern und kämpfen für eine entsprechende Verankerung und Finanzierung der SbEA in Deutschland.

Welche Argumente bringen Kritiker des Systems vor?
Wer Argumente sucht, wird welche finden. Die (wissenschaftlichen) Fakten, die Erfolge, und die (nachlesbaren) Geschichten von durch Mobile Retter geretteten Menschen sprechen eine deutliche Sprache. Regelmäßig vorgebrachte Kritik, die SbEA würde etablierte Teile der Rettungskette wie First-Responder-Systeme oder sogar den Rettungsdienst in Teilen ersetzen wollen, können wir immer sofort entkräften. Mobile Retter sind eine sinnvolle Ergänzung der Rettungskette an einer entscheidenden Stelle und die SbEA möchte keinesfalls andere Hilfesysteme ersetzen.

Häufig haben Gebietskörperschaften verständlicherweise Sorge vor der zusätzlichen Belastung von Verwaltung und Leitstelle durch das Mobile-Retter-Projekt. Daher liegt unser Fokus auf der aktiven Unterstützung der Gebietskörperschaften für den nachhaltigen Betrieb der SbEA. Für die entstehenden Kosten – als weitere Herausforderung für Gebietskörperschaften – liefern wir eine Orientierung auf Basis eines entwickelten regionalen Organisationsidealmodells zur kalkulatorischen Projektsteuerung. Gebietskörperschaften berücksichtigen, gemäß unserer Empfehlung, mittlerweile sogar die notwendige Bereitstellung von Personal für ein aktives Ehrenamtsmanagement.

Des Weiteren wird häufig die Erfordernis der Mobile-Retter-Trainings hinterfragt. Auch für Profis stellt eine Mobile-Retter-Alarmierung eine Stresssituation dar, in der sie allein und ohne gewohnte Ausrüstung handeln müssen. Zur Sicherstellung der Qualität der durchgeführten lebensrettenden Sofortmaßnahmen sowie zur intensiven Einsatzvorbereitung, muss jeder Mobile Retter ein initiales Einweisungstraining absolvieren.

Wie sieht es mit dem Datenschutz aus?
Der Datenschutz ist von verschiedensten Stellen auf unterschiedlichen Ebenen ausführlich geprüft. Zudem wird dieser regelmäßig im Zuge der Implementierungen stets auch noch einmal regional überprüft und freigegeben. Der Weg ist offen für eine einheitliche Regelung und Freigabe für die SbEA. Unserem Gefühl nach wird gerade in Deutschland lieber datenschutzkonform verstorben als Leben gerettet, bedeutet, die Verhältnismäßigkeit ist nicht immer zielführend.

Welche anderen Veränderungen im deutschen Rettungssystem greifen Hand in Hand mit der SbEA?
Digitalisierung allgemein und konkret im medizinischen und rettungsdienstlichen Kontext sowie der damit verbundene Einsatz von Drohnen sind Themen, die Schnittmengen mit dem Mobilen Retter haben und langfristig gewinnbringend miteinander verknüpft werden sollten. Hier gibt es in Zu-

kunft sicher spannende Entwicklungen zum Wohle der Patienten. Grundsätzlich sollten aber alle Bausteine des Rettungsnetzes vorhanden sein und strukturiert ineinandergreifen, wie beispielsweise Reanimationsunterricht in den Schulen, standardisierte Notrufabfragen, Telefonreanimation, nationales AED-Register usw. Nur so ist für die Patienten die bestmögliche Versorgung gewährleistet und die Wahrscheinlichkeit eines guten Outcomes erhöht.

Könnte es in 50 Jahren eine gänzlich andere Art von Vorhaltung von Rettungsmitteln mit Initiativen wie Ihrer geben?
Die Digitalisierung hält schon jetzt immer weiter Einzug in das Gesundheits- und Rettungssystem. Gleichzeitig beweist der Erfolg der SbEA auch, wie sinnvoll eine Ergänzung des etablierten Rettungsdienstes sein kann. Es ist ein Thema, dass alle Menschen angeht und alle bewegt: Leben retten! Wir hoffen sehr, dass schon bald die digitale Alarmierung von qualifizierten ehrenamtlichen Ersthelfenden, die sich in der Nähe befinden, die Regel und keine Ausnahme mehr ist. Durch diese sinnvolle Ergänzung der Rettungskette wollen wir gemeinsam mit der Laienreanimation, dem Rettungsdienst und weiteren etablierten Hilfesystemen dafür sorgen, dass niemand in Deutschland mehr unnötig an einem Herz-Kreislauf-Stillstand versterben muss.

Vita
Stefan Prasse ist seit April 2014 im Projekt Mobile Retter tätig und seit Juni 2016 Geschäftsführer des Mobile Retter e.V. Seit 30 Jahren ist er Mitglied einer großen Freiwilligen Feuerwehr. Sein beruflicher Werdegang umfasst u. a. eine Berufsausbildung als Rettungsassistent. Neun Jahre war er Leiter der Netzwerk- und Systemadministration des Zentrums für klinische Studien (med.) und des Studienzentrums Infektiologie II der Uniklinik Köln.
Kontakt: E-Mail: info@mobile-retter.org

Literatur

Stroop, R./ Eckert, M./ Poschkamp, T./ Goersch, H. (2020) Evaluation psychischer Belastungssituationen der Smartphone-basierten Ersthelfer-Alarmierung „Mobile Retter". https://www.researchgate.net/publication/344160656_Stroop_R_Eckert_M_Poschkamp_T_Goersch_H_2020_Evaluation_psychischer_Belastungssituationen_der_Smartphonebasierten_Ersthelfer-Alarmierung_Mobile_Retter

8

Interview mit dem Leiter einer Rettungsleitstelle (i.R.) Achim Hackstein

„Es macht stolz, aktiv geholfen zu haben."

Herr Hackstein, Sie arbeiten in einer Rettungsleitstelle. Können Sie für einen Laien erklären, was eine Rettungsleitstelle macht?
Ich leite eine Integrierte Leitstelle, in der Einsätze des Rettungsdienstes, der Feuerwehr und des Katastrophenschutzes koordiniert werden.

Welches Personal arbeitet in einer Rettungsleitstelle?
Für diese Aufgabe speziell qualifizierte Leitstellendisponenten:innen mit einer feuerwehrtechnischen und rettungsdienstlichen Grundausbildung sowie Einsatzerfahrung in diesen Bereichen.

Welche Aufgaben hat dieses Personal zu bewältigen?
Abfrage eingehender Notrufe und Entscheidung, welches Rettungsmittel eingesetzt wird, Disposition der Krankentransporte und anderer Hilfeersuchen, Unterstützung des Anrufers, bis ein Rettungsmittel eintrifft.

Anhand der Leitstelle, in der Sie arbeiten: Kann man das Arbeitsaufkommen in Zahlen beschreiben?
Die Disponenten:innen bearbeiten rund 230 Einsätze pro Tag und nehmen etwa 690 Anrufe und/oder Statusmeldungen entgegen.

Wie lief früher ein Notruf ab?
Es wurde nach der Adresse gefragt und nach dem, was passiert ist, und dann wurde ein Rettungsmittel dorthin geschickt.

Was war an dieser Notrufabfrage nicht optimal?
Es erfolgte keinerlei Überbrückung des therapiefreien Intervalls, beispielsweise durch die Gabe von Hilfehinweisen.

Jeder hat schon mal von den 5 W-Fragen gehört. Sind diese also nun obsolet?
Diese sind weitestgehend überflüssig, der Disponent wird das Gespräch führen und im Idealfall dazu eine standardisierte oder strukturierte Notrufabfrage einsetzen. Nach wie vor sollte zu Gesprächsbeginn aber immer die Einsatzstelle genannt werden.

In welchen Fällen kann die/der Disponent:in durch telefonische Anweisungen sinnvoll in das Geschehen eingreifen?
Bei allen medizinischen oder feuerwehrtechnischen Hilfeersuchen. Bei medizinischen Notfällen liegen die Maßnahmen der Ersten Hilfe, inklusive Herz-Lungen-Wiederbelebung, zugrunde. Verhaltenshinweise bei Feuerwehreinsätzen sind meistens selbst entwickelt, da es dazu keinen Leitfaden gibt.

Was bedeutet Telefonreanimation?
Die/der Disponent:in unterstützt die/den Anrufer:in bei der Durchführung der Wiederbelebungsmaßnahmen. In der Regel reduziert sich dies am Telefon auf die Herzdruckmassage.

Wie identifiziert man potenzielle Reanimationspatient:innen?
Durch gezielte Fragen nach Reaktion und Atmung. Ist beides nicht vorhanden oder die/der Anrufer:in ist vor allem bei der Atmung unsicher, wird mit der telefonischen Wiederbelebung (T-CPR) begonnen.

Wie oft führen Ihre Disponent:innen diese Telefonreanimation durch?
Etwa 1,5-mal pro Tag. Wir haben ab September 2010 bis heute exakt 3032 Telefonreanimationen durchgeführt.

Wie geht diese genau vonstatten?
Die/der Disponent:in fragt die Vitalparameter ab und leitet die/den Anrufer:in dann anhand vorgegebener Hinweise an. Im Vordergrund steht die Durchführung der Herzdruckmassage, Qualitätsziel ist, dass die/der Anrufer:in 60 s nach Start der Anleitung die erste Kompression macht.

Welche technische Ausstattung benötigt man dazu?
Es reicht, wenn der Algorithmus als Ausdruck vorliegt. Wir haben diesen, mit vielen anderen Hinweisen, in eine verlinkte PowerPoint-Datei gebracht, die auf einem Touch-Monitore an jedem Arbeitsplatz genutzt wird.

Was zuerst einfach klingt, muss systematisiert sein. Wie lief diese Systematisierung in Wortlaut und Betonung der Anweisungen?
Dazu habe ich Ihnen unsere Anleitung beigefügt. Von dieser darf die/der Disponent:in nur in begründeten Einzelfällen abweichen.

Was konnten Sie aus dem Alltag lernen? Was wurde angepasst?
Wir werten alle T-CPR-Dialoge aus. Im Zuge dieser Auswertung haben wir beispielsweise die Anweisung zur Lage der Hände deutlich vereinfacht.

Können in Ihrer Rettungsleitstelle alle etwaigen Reanimationen mit einer Telefonreanimation bedient werden?
Das kann ich leider nicht sicher sagen da die Rettungsdienste nicht digital dokumentieren, bzw. mir diese Dokumentation nicht zur Auswertung zur Verfügung steht. Ich gehe aber davon aus, dass wir nicht alle Reanimationssituationen am Telefon sicher erkennen.

Wie viele Reanimationen leiten Sie pro Jahr an?
Nach unserer Tabelle etwa 280 pro Jahr.

Benötigt dies einen größeren Personalkörper?
Wir dokumentieren alle telefonisch angeleiteten Reanimationen, allerdings ist der Anteil der investierten Zeit so gering, dass er bei der Personalbemessung nur marginal zu Buche schlägt.

Wie oft können Sie einen Laien zum aktiven Durchführen der Reanimation motivieren?
Wir dokumentieren das seit Januar 2019. Die Durchführung wurde in 178 Fällen abgelehnt, der Rest der 1213 Anrufer:innen konnte angeleitet werden. Die Ablehnungsgründe sind dabei mannigfaltig und meist auch nachvollziehbar.

Waren darunter auch Eltern, die ihre Kinder reanimieren mussten?
Ganz sicher auch schon, ich kann Ihnen aber weder etwas zur Qualität noch zur Quantität sagen.

Welchen Einfluss haben die Erlebnisse auf Ihr Personal?
Unsere Disponent:innen bekommen zu jeder Patientin/jedem Patienten, die/der in ein Krankenhaus gebracht wurde, eine Rückmeldung. Nicht immer konnten wir helfen, aber doch in sehr vielen Fällen. Und das motiviert alle Beteiligten natürlich nachhaltig.

Konnten Sie einen positiven Einfluss auf die Geschehnisse vor Ort und das Outcome feststellen?
Zu den Geschehnissen vor Ort wäre nur zu sagen, dass uns immer wieder Dankesschreiben erreichen, auch wenn der Patient verstarb. Die vergleichbare Aussage ist stets, alle waren dankbar, dass sie nicht allein gelassen wurden. Das Outcome der Patienten dokumentieren wir sehr unwissenschaftlich in unserer Excel-Tabelle, und da liegen wir heute bei 17,3 % der Patient:innen, die dasKrankenhaus ohne oder nur mit geringen neurologischen Defiziten wieder verlassen haben.

Erzählen Sie mir bitte von einer Telefonreanimation, die Sie selbst angeleitet haben.
Ich kann nicht von einer Situation berichten, ich kann Ihnen aber zusammenfassend sagen, dass es stolz macht, aktiv geholfen zu haben. Es macht aber auch hilflos und wütend, wenn Sie mit den Anweisungen einfach nicht bei der/dem Anrufer:in durchkommen, weil diese:r nicht zuhört oder – aus nachvollziehbaren Gründen – zu aufgeregt ist. Wobei die Hilflosigkeit deutlich überwiegt.

Vita
Achim Hackstein, geb. 1957 in Moers. 17 Jahre bei der Berufsfeuerwehr Moers für den Rettungsdienst und die Fortbildung zuständig, dann 5 Jahre Leitstellenplanung und Seminare für die Firma ORGAKOM (Waldbronn),

anschließend stellvertretender Leiter des Malteser Schulungszentrums Nellinghof in der Nähe von Osnabrück, von 2010 bis 2023 Leiter des kommunalen Teils der Kooperativen Regionalleitstelle Nord (Harrislee) und Vorsitzender des Fachverbandes Leitstellen e. V., im Jahre 2021 Deutscher Preis für Notfallmedizin, 2023 Wechsel in den Ruhestand. Seitdem tätig als Systemischer Berater im Bereich der Organisationen und öffentlichen Verwaltung.

Kontakt: E-Mail: info@beratung-hackstein.de

9

Interview mit der Arbeits- und Organisationspsychologin Dr. phil. Anja Huber

„Das Gesellschaftssystem ist sehr viel komplexer geworden."

Was bedeutet überhaupt Helfen?
Helfen ist stark abhängig vom vorherrschenden Gesellschaftssystem. In seinem Ursprung – also in einem sehr einfachen Gesellschaftssystem mit wenig Wechselwirkung zwischen sozialen Gruppen und geringer Komplexität – kann man „Helfen" als wechselseitige Hilfeleistung betrachten, die sich auf die Befriedigung von Grundbedürfnissen bezieht. Jemand befindet sich in einer Notlage, und weil sich die Beteiligten kennen, wird eine Hilfehandlung ausgelöst. Die Beteiligten wissen, dass aufgrund der „engen" Beziehung die Hilfe reziprok ist: Ich helfe dir, damit du das nächste Mal mir hilfst. Diese Form des Helfens ist noch nicht institutionalisiert und stark an die Geschlechts- und Altersrollen gebunden. So waren damals, zumindest was pflegerische Handlungen betrifft, in der Regel die Frauen dafür zuständig, und die jüngere Generation sorgte und half der älteren. Helfen konnte damals im engeren Sinne als Gabe verstanden werden.

Wie hat sich der Begriff des Helfens in den letzten Jahrzehnten in unserer Gesellschaft verändert?
Heute ist das Gesellschaftssystem sehr viel komplexer als früher, wir haben eine sogenannte Weltgesellschaft. Das bedeutet, dass eine Herausforderung für das Helfen beispielsweise die unterschiedlichen menschlichen Bedürfnisse sind, die sich nicht mehr ausschließlich auf die Grundbedürfnisse beziehen. Erschwerend hinzu kommen die Zeitdifferenzen, wann die Bedürfnisse auf-

treten. In einem komplexen Gesellschaftssystem, wie wir es heute kennen, bewegt man sich nicht mehr nur im Kreis der Familie oder einer kleinen Gruppe, sondern in unterschiedlichen sozialen Systemen. Damit einher geht die sogenannte Arbeitsteilung und im Zuge dieser die Spezialisierung. So kam es, dass in komplexen Gesellschaftsstrukturen das Helfen von Organisationen übernommen, systematisiert und an dafür erforderliche Kompetenzen geknüpft wurde. Das führt dazu, dass die Reziprozität wegfällt; das heißt: Ich helfe nicht mehr, wenn ich selbst in eine ähnliche Lage komme und Hilfe benötige.

Warum hilft ein Mensch einem anderen?
Einerseits hilft ein Mensch einem anderen aufgrund der oben erwähnten Reziprozität. Ich helfe, weil ich selbst in eine Notlage kommen kann und dann auf Hilfe angewiesen bin. Andererseits wird Hilfe in hochkultivierten Gesellschaften als Tugend verstanden, und man hilft, weil man damit eine gute Tat vollbringt. Selbstverständlich gibt es noch – abhängig von der Sozialisation, der Persönlichkeit, den Fähigkeiten eines Menschen – weitere Gründe, warum man hilft. Diese Frage kann ich nicht abschließend beantworten.

Was davon ist Altruismus, was Selbstzweck?
Diese Frage ist schwierig zu beantworten, weil gerade in Bezug auf das Helfen die Grenzen fließend sind. Der oben erwähnte erste Fall „Ich helfe, damit ich auch Hilfe bekomme" ist eher Selbstzweck als Altruismus. Allerdings ist diese Reziprozität ein Grund, weshalb sich frühe Gesellschaften entwickeln konnten, und sie war unabdingbar für ihr Überleben. Der zweite Fall „Helfen als Tugend" ist beides: Selbstzweck im Sinne des gesellschaftlichen Ansehens und Altruismus, weil diese Überzeugung, das Helfen etwas Gutes ist, tief verankert ist.

Erinnern Sie sich an Ihren ersten Erste-Hilfe-Kurs?
Ja. Meinen ersten Erste-Hilfe-Kurs habe ich mit 17 Jahren absolviert. Ich kann mich noch an die Lagerungs- und Beatmungstechniken erinnern, aber viel mehr ist mir damals nicht geblieben.

Hätten Sie danach jemanden reanimieren können?
Wahrscheinlich nicht. Theoretisch hätte ich gewusst, wie man jemanden reanimiert, aber nach ein paar Mal mit einer Puppe üben, hätte ich mich nicht sicher gefühlt, jemanden zu reanimieren.

Warum gibt es gesellschaftlich so eine Angst vor etwaigen Fehlern beim Helfen?
In der heutigen Gesellschaft ist so vieles professionalisiert und für alles gibt es Expertinnen und Experten – so auch beim Helfen. Damit steigt die Angst, etwas falsch zu machen – insbesondere, wenn Zeugen zugegen sind. Heute steht man vermehrt unter Beobachtung und ist mit laufender Bewertung konfrontiert. Diese Elemente von Bewertungsangst, Angst vor Fehlern und Versagensängsten stellen Hürden beim Helfen dar. Die sozialen persönlichen Kosten (Fehler machen, sich selbst gefährden, sich strafbar machen etc.) sind oft für die Personen zu hoch und verhindern Hilfeleistungen.

Welche Gruppendynamik kann es in einer Notfallsituationen geben?
In der Psychologie spricht man vom sogenannten Bystander- oder Zuschauer-Effekt. Das bedeutet, dass bei steigender Anzahl an Personen in einer „Notsituation" die Wahrscheinlichkeit, dass jemand hilft, abnimmt. Dieser Dynamik kann man sich schwer entziehen. Eine Möglichkeit ist, dass man sich grundsätzlich – nicht in der Notsituation – entscheidet, zu helfen. Diese bewusst gefällte Entscheidung kann ein Reagieren in einer Notsituation erleichtern, da es dann schwierig ist zu entscheiden. Ist die Entscheidung schon gefällt, muss man „nur" noch reagieren. Zu reagieren heißt nicht, die ganze Situation allein lösen zu müssen. Es kann heißen, dass man jemandem den Auftrag gibt, den Notdienst zu verständigen, oder man selbst die Ambulanz verständigt. So können andere Personen animiert werden, zu helfen.

Warum ist es für Organisationen wie Schulen, aber auch Arztpraxen so eine schwere Aufgabe, dieses Thema in den Lehr- und Fortbildungsalltag zu integrieren?
Den genauen Auftrag der genannten Organisationen in diesem Bereich kenne ich nicht im Detail. Allgemein kann man das wahrscheinlich so erklären: Der Grundauftrag der Schulen ist in erster Linie die Bildung in den im Schulplan definierten Fächern, die für die Kinder respektive Jugendlichen langfristig berufs- oder weiterbildungsqualifizierend sind, somit wird der Umgang mit Notsituationen wenig prioritär behandelt. Den ersten Kontakt mit Erster Hilfe haben wahrscheinlich die meisten Jugendlichen in der Vorbereitung zur Fahrprüfung.

Für mich stellen sich einige Fragen, die ich nicht beantworten kann: Ab wann kann man Kindern „Erste Hilfe" zumuten? Lässt sich „Helfen" in der Schule sozialisieren oder wo müsste man ansetzen? Lernen Kinder wirklich nicht, was Helfen ist? Grundsätzlich denke ich, dass sich das Thema Nothilfe schwer integrieren lässt, weil die Hilfe in Notsituationen in der modernen Gesellschaft stark institutionalisiert ist. Respektive ist nicht nur das Helfen institutionalisiert, sondern nahezu alle Bereiche der Lebenswelt. Die verteilten Zuständigkeiten erschweren es generell, bestimmte Themen in den Lehr- und Fortbildungsalltag zu integrieren.

Warum wird lieber unterlassen, statt zu probieren?
Im Kontext von Helfen würde ich nicht von „lieber unterlassen" sprechen. Ich bin der Ansicht, dass Menschen im Grundsatz nicht vorsätzlich unterlassen oder das Unterlassen von Hilfeleistung gar die „Handlung der Wahl" ist. Vielmehr macht es beispielsweise, wie oben angedeutet, die Anonymität in der Gesellschaft schwierig, Unbekannten zu helfen.

Allerdings glaube ich, dass man zwischen unterschiedlichen Formen von Hilfeleistungen unterscheiden muss. So ist man eher bereit, jemandem mit Kinderwagen in den Bus oder Zug zu helfen, als eine Person Mund-zu-Mund zu beatmen. Erklären kann man das ansatzweise so: Bei Hilfeleistungen im ersten Beispiel setze ich mich als Person physisch keiner nennenswerten Gefahr aus – ich kann helfen, obwohl ich nichts über mein Gegenüber weiß. Im zweiten Beispiel hindert mich diese Anonymität, das Nichts-über-mein-Gegenüber-wissen, aus Angst, mich selbst zu gefährden.

Schaut man sich die Beziehungsebene an, bin ich sicher, dass die meisten Menschen ihrer Familie, ihren Freundinnenund Freunden oder auch Arbeitskolleginnen und -kollegen in vielfältiger Weise helfen würden und auch mehr wagen oder probieren als bei ihnen Unbekannten. Auch kommt es auf die Anzahl der Personen an, die zugegen sind, wenn eine Hilfeleistung erforderlich ist. Wie oben erwähnt, hilft man einem oder einer Unbekannten eher, wenn man allein ist und weiß, auf mich kommt es an: Wenn ich nicht helfe, hilft niemand.

Ist Hilfe in der heutigen Zeit zu sehr institutionalisiert?
Ich denke, nicht nur Hilfe ist institutionalisiert, sondern es werden grundsätzlich viele Ansprüche mehr und mehr an Organisationen adressiert. Dies ist einerseits in einem komplexen Gesellschaftssystem wie in der heutigen Zeit vorherrschend unerlässlich, da viele Menschen nicht mehr in Familien oder Clansystemen eingebettet sind und durch die Gemeinschaft versorgt werden, andererseits führt die Institutionalisierung aber auch zu neuen Formen von Abhängigkeiten und stärkt die Kommerzialisierung von Gütern, die man als Gesellschaft und Individuum lieber nicht einer Marktlogik unterwerfen möchte – wie beispielsweise die Gesundheit.

Ob Hilfe zu sehr institutionalisiert ist, kann ich nicht abschließend beantworten, denn je globalisierter und sozial diversifizierter wir leben, desto eher sind wir auf Institutionen angewiesen, die uns unterstützen. Diese Institutionen haben auch den Vorteil, dass sie Lern- und Erfahrungswerte skalieren, Instrumente und Forschungserkenntnisse zur Seite haben, die der Gesellschaft als Ganzes dienlich sind und schließlich auch dem Einzelnen helfen. Somit würde ich die Frage eher verneinen und antworten, dass Hilfe in der heutigen Zeit „fast ausschließlich" institutionalisiert ist und dass das auch gut ist, da Betroffene von einem System mit erheblichem Wissen profitieren. Eine niederschwellige Art von Hilfe ist, institutionalisierte Hilfe zu holen. Alles, was darüber hinausgeht, verlangt bereits spezifisches Wissen. Notsituationen sind oft Extremsituationen, die das erwähnte spezifische Wissen verlangen und Laien mit wenig bis keiner Praxiserfahrung (über-)fordern.

Verlässt sich also das spätmoderne Subjekt zu sehr auf die hoch entwickelte Infrastruktur?
Die Menschen in der heutigen Gesellschaft haben fast keine andere Wahl, als sich auf die verfügbare Infrastruktur zu verlassen, und in der Folge wird auch in die Weiterentwicklung der Infrastruktur investiert. Die Anforderungen und Ansprüche, die an jede Einzelne und jeden Einzelnen gestellt werden, lassen heute keine andere Form mehr zu. Die hoch entwickelte Infrastruktur gerade im Bereich der Gesundheit ist mitverantwortlich für das hoch spezialisierte Gesundheitssystem und die damit verbundene Hochaltrigkeit. In einfachen Gesellschaften, in denen Pflege ausschließlich im Familiensystem stattfand, war die Sterblichkeit höher und der Lebensstandard insgesamt schlechter.

Biologisch gesehen macht es Sinn, das Helfen zu spezialisieren und in eine verlässliche Infrastruktur einzubinden, denn davon profitiert die Mehrheit der Menschen. Die organisierte Hilfe, beispielsweise über Hilfsorganisationen, erreicht auch Menschen, die sonst keinen Zugang zu dieser Infrastruktur hätten. Natürlich kann es im Einzelfall zum Nachteil der Betroffenen sein, und zwar dann, wenn jemand auf eine Hilfeleistung eines anderen Menschen angewiesen ist. In einer Notsituation kann es dann – wie bereits erwähnt – dazu kommen, dass Personen aus Angst vor Sanktionen gehemmt sind, Hilfe zu leisten. Dennoch gibt es dank der hoch entwickelten Infrastruktur Organisationen, die auch bei den Laien ansetzen und sie mit Nothilfekursen vorbereiten. Diese Befähigung des Individuums dank der hoch entwickelten Infrastruktur kommt allen in Notsituationen zugute.

Was bedeutet diese unabdingbare Verletzlichkeit trotz hochtechnologischer Entwicklung für den modernen Menschen?

Für mich macht die unabdingbare Verletzlichkeit den Menschen aus, weil sie in Form von Krankheit oder Tod Treiber für die stetige Entwicklung der Menschheit ist. Ohne diese Verletzlichkeit würde die Gesellschaft in der heutigen Form nicht existieren. Gäbe es die Verletzlichkeit nicht, hätte der Mensch keinen Anreiz, sich zu entwickeln. Die Endlichkeit ist sinnstiftend.

Das zeigt sich im sich wandelnden Menschenbild, denn es bietet Ansatz für eine Erklärung. Die Menschen haben sich hinsichtlich des vorherrschenden Menschenbilds an der Kultur und dem Stand der Wissenschaften orientiert. So lag beispielsweise bei den antiken Naturphilosophen und dem damaligen Menschenbild die Verantwortung für die Gesundheit ganz in den Händen und der Kontrolle der Menschen. Dies machte sich insbesondere im Zuge der wachsenden Bedeutung der Naturwissenschaften bemerkbar. Zuvor wurde die Kontrolle Gottheiten zugesprochen. Auch in der modernen Zeit sind Menschenbilder gegenwärtig – heute orientieren sich dieses vermehrt am arbeitenden Menschen. Vielen ist der Begriff „Homo oeconomicus" bekannt, der um 1900 gebräuchlich war: Der Mensch ist anreizmotiviert und strebt nach Nutzenmaximierung. Geprägt wurde der Begriff im Rahmen der zunehmenden Industrialisierung und des Arbeitskräftemangels nach dem Ersten Weltkrieg. Weitere Beispiele sind: Von 1950 bis 1970, zur Zeit des „self actualizing man", standen in einem Umfeld wirtschaftlicher Hochkonjunktur und großem Bedarf an Arbeitskräften Themen wie Selbstverwirklichung und Autonomie im Zentrum. In der Zeit zwischen 1970 und 1990 schließlich entstand ein persönlichkeitsorientiertes Menschenbild, der „complex man", und seit den 1990er-Jahren der „virtual man". Vergleicht man den Menschen immer stärker mit der heutigen Technologie, die schnell und beinahe fehlerfrei funktioniert, dann „zieht der Mensch immer den Kürzeren". Die Fähigkeiten der heutigen Technologie im Bereich Leistungsfähigkeit ist derjenigen der Menschen weit überlegen. Obwohl der Vergleich hinkt, streben die Menschen nach weiterer Perfektion und – was sich bei allen Menschenbildern zeigt – nach Kontrolle. Aktuell „kontrolliert" der Mensch die Technologie weitgehend und setzt sie für seine Zwecke ein.

Wir haben in allen Bereichen des menschlichen Lebens und der menschlichen Bedürfnisse Verbesserungen erreicht, aber Krankheit und Sterben können wir trotz aller Bemühungen nicht vermeiden. Gesellschaften, in denen vieles planbar und kontrollierbar ist, sozialisieren die Menschen dementsprechend. Der Umgang mit dem Unkontrollierbaren wie Krankheit und Tod kommt zu kurz. In einer solchen Welt werden die „Verletzlichkeiten" tabuisiert. Das zeigt sich heute mit dem Umgang von Krankheit und Tod. Wir haben keinen Umgang damit und sind überfordert. Ich denke, der Anspruch sollte nicht sein, Krankheit und Tod „lösen" zu wollen, sondern diese als Teil des Lebens eines modernen Menschen zu behandeln.

Wie sollten wir das Thema Erste Hilfe in die Gesellschaft integrieren, um mehr gemeinschaftliches Wollen zur Hilfeleistung zu erreichen?
Die Antwort auf diese Frage möchte ich mit der vorhergehenden Frage verbinden. Solange wir als Gesellschaft Krankheit und Tod tabuisieren, wird es auch schwierig sein, ein gemeinschaftliches Wollen zu erreichen. Wobei meines Erachtensein gemeinschaftliches Wollen zur Hilfeleistung existiert. Die Hilfe wird allerdings weniger direkt gegeben, sondern an Organisationen mit entsprechendem Auftrag delegiert. In der heutigen Gesellschaft ist Geld das Mittel, welches uns nahezu alles ermöglicht. Wir bezahlen und erhalten Hilfe, wir spenden und lassen anderen Hilfe zukommen.

Das hat auch damit zu tun, dass wir auf der Straße selten sichtbar kranken Menschen begegnen oder mit dem Tod konfrontiert werden. Hochbetagte Menschen sind selten in der Stadt zu sehen, sondern befinden sich zu Hause oder in Alters- und Pflegeeinrichtungen. Vereinfacht gesagt: Was wir nicht sehen, existiert nicht. Darum machen die Hilfsorganisationen bei Spendenaufrufen auch immer mit Bildern auf die Notsituationen aufmerksam. Möchte man das Thema Erste Hilfe in die Gesellschaft integrieren, dann müsste sichtbar sein, wo die Notsituationen entstehen. Es muss ein Bewusstsein für Notsituationen, die jede und jeden betreffen können, geschaffen werden.

Ist die Art und Weise, wie Pflegekräfte hierzulande bei Niedriglöhnen behandelt werden, ein Ebenbild dafür, wie wir zu Hilfeleistenden und deren Arbeit stehen?
Die Niedriglöhne lassen sich historisch erklären. Früher fand die Pflege ausschließlich in der Familie statt und wurde von Frauen ausgeführt. Der Wert der Frau in der Vergangenheit war sehr gering. Auch noch später führten mehrheitlich unverheiratete Frauen Pflegehandlungen aus, dies dann im Auftrag der Kirche. Parallel dazu wurden medizinische Handlungen von Ärzten, also in der Regel von Männern, praktiziert. Historisch gesehen war das Ansehen der Mediziner im Vergleich schon immer höher und schlug sich infolgedessen auch in den Löhnen nieder. Somit sind die Niedriglöhne eher damit zu erklären, dass die Pflege ein Frauenberuf war und ist, der in der Konsequenz leider nach wie vor schlechter bezahlt wird.

Was bedeutet das Ablehnen von Eigenverantwortung für die Gesellschaft?
Ich denke nicht, dass Eigenverantwortung in der Gesellschaft abgelehnt wird, sondern im Gegenteil: Eigenverantwortung wird von vielen gesucht oder sogar gefordert. Eigenverantwortung bedeutet, dass jede und jeder die Verantwortung für sich selbst übernimmt. Anzumerken ist an dieser Stelle allerdings, dass Helfen keine logische Konsequenz von Eigenverantwortung bedeutet – nur weil ich Eigenverantwortung habe, setze ich diese nicht zwingend fürs Helfen ein.

Können junge Generationen durch mehr „Gamification" an lebensrettende Inhalte herangeführtwerden?
Die Form der Wissensvermittlung spielt sicher eine Rolle, allerdings bezweifle ich, dass Jugendliche beispielsweise durch „Gamification" mehr lebensrettende Inhalte konsumieren. Eher denke ich, dass für Jugendliche – u. a. auch altersbedingt – Themen wie Krankheit und lebensrettende Inhalte weiter weg sind. Biologisch gesehen ist die Wahrscheinlichkeit, dass sie oder ihre Peers in eine Notsituation kommen, geringer (die Risikobereitschaft von Jugendlichen möchte ich an dieser Stelle ausklammern). Die entwicklungspsychologischen Aufgaben dieser Generation sind eher die Auseinandersetzung mit der persönlichen und beruflichen Entwicklung und weniger mit gesundheitlichen Gebrechen. Das macht es schwierig diese Inhalte jungen Generationen näher zu bringen. Diese Themen sind in der Regel sehr weit von ihrem Alltag entfernt. Einfacher ist es, älteren Personen lebensrettende Inhalte näher zu bringen, da die persönliche Betroffenheit größer ist.

Vita
Dr. phil. Anja Huber, geb. 1985 in Zürich. Studium an der Universität Zürich Arbeits- und Organisationspsychologin. Seit 2016 an der Züricher Hochschule für angewandte Wissenschaften (ZHAW) tätig. Davor Leitung der Organisationsberatung und Stabsstelle der Geschäftsleitung bei der Stiftung Dialog Ethik.
Kontakt: E-Mail: anja.huber@zhaw.ch

10

Interview mit dem Notarzt Dr. med. Florian Koroska

„Die ersten Minuten sind entscheidend."

Herr Dr. Koroska, erinnern Sie sich an das erste Mal, als Sie von einer Reanimation gehört haben?
Ich würde sagen, dass ich sehr behütet durch das Leben gekommen bin. So ein einschneidendes Erlebnis musste ich privat nicht durchleben. Eine hautnahe Reanimation erlebte ich erst in meinem Beruf. Vorher kam ich lediglich durch den Erste-Hilfe-Kurs zum Führerschein mit dem Thema in Berührung.

Wieso haben Sie Medizin studiert?
Bereits in der Schulzeit fing mein Bestreben an, Medizin studieren zu wollen. Mich faszinierte schon früh, wie der menschliche Körper funktioniert, und mir imponierte der wissenschaftliche Anspruch, dem ich mich stellen wollte.

Macht Arztsein angstfrei vor dem eigenen gesundheitlichen Schicksal?
Angstfrei macht es leider nicht. Man bekommt aber ein anderes Körpergefühl und achtet sensibler auf Symptome und kann diese besser einsortieren. Oft ist es auch so, dass man unter Kolleg:innen die eigenen Fälle bespricht. Daraus ergeben sich natürlich manchmal komische Smalltalk-Situationen, wenn es um den eigenen Körper geht.

Vor was hätten Sie mehr Angst: dass Laien Sie reanimieren oder dass Sie bis zum Eintreffen des Rettungsdienstes reanimationspflichtig in stabiler Seitenlage liegen?
Definitiv vor der stabilen Seitenlage. Seltsamerweise ist es die stabile Seitenlage, an die sich die Menschen aus dem Erste-Hilfe-Kurs noch erinnern. Ist die stabile Seitenlage notwendig, ist es auch hervorragend, sie durchzuführen, aber für den reanimationspflichtigen Menschen sind eben die ersten Minuten entscheidend, bis der Rettungsdienst erscheint.

Wann haben Sie das erste Mal jemanden reanimiert?
Meine erste Reanimation fand nachts statt, als ich auf der operativen Intensivstation Stationsarzt war. Das Adrenalin schoss in mein Blut und das Reanimationstraining hatte sich ausbezahlt. Rückblickend war ich auch froh um das pflegerische Team in der Nacht, da wir diese Aufgabe als Team zusammen erfolgreich gemeistert haben. Als ärztliche Funktion kümmerte ich mich zuerst um das Airway-Management und dann um die Behandlung der Ursache. Die eigentliche Herzdruckmassage führte das Pflegepersonal durch.

Das erste Mal, dass ich eine Herzdruckmassage durchgeführt habe, war ebenfalls auf der Intensivstation. Da ein Oberarzt anwesend war, konnte ich das Pflegepersonal bei der Herzdruckmassage unterstützen und auch ablösen. Im ersten Moment war ich sehr aufgeregt. Dies legte sich jedoch sehr schnell, da man diese Situation unzählige Male geübt hatte.

Seit wie vielen Jahren sind Sie Notarzt?
Seit 1 Jahr übe ich diese Tätigkeit in Köln aus, 6 Monate davon tat ich dies in einer Vollzeitbeschäftigung.

Wie viele Reanimationen haben Sie insgesamt bisher außerhalb des Krankenhauses durchgeführt?
Eine genaue Zahl weiß ich schon gar nicht mehr, zweistellig in jedem Fall, dreistellig jedoch nicht.

Bei wie vielen Reanimationen haben Laien schon mit Maßnahmen begonnen?
Leider sind dies die selteneren Fälle.

Viele Laien glauben an die Notärztin/den Notarzt als Allheilbringer:in und absolute:n Gamechanger:in. Warum ist das bei einer Reanimation ein fundamentaler Fehlgedanke?
Heutzutage ist die Medizin so weit fortgeschritten, dass die Grenzen für die Mitbürger:innen nicht mehr unbedingt erkennbar sind. Dies ist sicherlich ein Grund dafür, warum die Menschen alle Hoffnung in uns setzen. Realistisch aber würde ich mich eher als Chancenbringer sehen. Das Rettungspersonal und ich geben unser Bestes, jedoch reicht dies leider nicht immer.

Was hat Sie vor Ihrer ersten professionellen Reanimation besorgt?
Überfordert mit der Gesamtsituation zu sein, nicht zu funktionieren bzw. dass mein erster Patient ein Kind ist.

Lassen Sie uns kurz bei dem Thema der Kinderreanimation bleiben. Das stellen sich alle Menschen als extrem schrecklich vor. Warum ist es dennoch so wichtig, die Maßnahmen auch und gerade bei einem Säugling/Kind durchzuführen?
Der häufigste Reanimationsgrund im Säuglings- und Kindesalter ist die mangelnde Versorgung mit Sauerstoff. Durch adäquate Ersthelfermaßnahmen kann bereits dieses Mismatch behandelt und somit der Erfolg der Reanimation gesteigert werden.

Mögen Sie mir von einer Reanimation im Kindesalter erzählen?
Wir wurden alarmiert, da ein ca. 6-jähriger Junge an einem See vermisst wurde. Es war ein heißer Sommertag und der Junge konnte laut Angaben der Familie nicht schwimmen. Es wurden unzählige weitere medizinische sowie technische Rettungskräfte der Feuerwehr alarmiert, um den Jungen schnellstmöglich zu finden und zu retten.

Der ersteintreffende Rettungswagen konnte bereits mit der Reanimation beginnen, da kurz nach deren Eintreffen eine Person vor Ort den ertrunkenen Jungen an Land retten konnte.

Es wurde zusätzlich ein Rettungshubschrauber angefordert, damit der Junge zur weiteren Versorgung schnellstmöglich in ein Haus der Maximalversorgung transportiert werden konnte. Sehr beeindruckend vor Ort war auch, dass zu Beginn der Reanimation, als noch wenig Personal vor Ort war, gerade jüngere Menschen (ca. 15–25 Jahre) den zu rettenden Jungen und uns mit Ihren Badetüchern vor Schaulustigen abschirmten.

Wenn jemand Sorge hat, jemanden den Brustkorb einzudrücken, verstehen Sie das?
Absolut. Es ist ein Handeln, das mit keiner anderen Tätigkeit im Alltag vergleichbar ist.

Daher ist es umso wichtiger, möglichst früh eine richtige Herzdruckmassage zu erlernen und diese regelmäßig zu üben, sodass die Hürde, mit dieser anzufangen, möglichst flach ist.

Würden Sie mir zustimmen, dass die ersten Herzdruckmassagen die unangenehmsten sind?
Für Laien ist es nicht üblich, am menschlichen Körper zu „arbeiten", und daher ist es verständlich, dass gerade die Herzdruckmassage als unangenehm wahrgenommen wird.

Wie könnte man Laien dennoch Mut machen, die Herzdruckmassagen in richtiger Tiefe und Frequenz durchzuführen?
Für eine erfolgreiche Reanimation und vor allem für ein gutes Outcome für die Patient:innen sind gerade die ersten Minuten entscheidend. Daher sollte den gelungenen Fällen der Laienreanimation mehr Gehör geschenkt werden.

„Ja, aber die Rippen brechen und die bohren sich in die Lunge", kommt immer als Argument. Was sagen Sie dazu?
Es sind verständliche Ängste, die die Menschen haben. Sie möchten keinen weiteren Schaden anrichten. Umso wichtiger ist es daher, die Menschen in der Herzdruckmassage zu schulen und diese zu üben, sodass die Hemmung, in der Situation das Richtige zu tun und eine Herzdruckmassage einzuleiten, möglichst gering ist.

Erzählen Sie mir von Ihrer spektakulärsten Reanimation, die Sie bisher hatten.
Da fällt mir sofort die Reanimation auf einer Bundesautobahn ein. Es war am Vormittag an einem Werktag, als wir den Einsatz auf der Wache bekamen. Ein ca. Mitte 60-jähriger Mann war mit seiner Ehefrau auf der Durchreise durch Nordrhein-Westfalen. Morgens hatte der Patient bereits ein Stechen in der Brust wahrgenommenen und dies ignoriert. Während der Fahrt trat dieser Schmerz plötzlich erneut auf und er wurde am Steuer bewusstlos. Die Ehefrau griff instinktiv in das Lenkrad und schaffte es, dass Auto auf dem Standstreifen zum Halten zu bringen. Ein dahinter fahrender Lkw bemerkte die Situation und schaffte es, den Verkehr hinter sich zu beruhigen und ebenfalls zum

Stehen zu kommen. Bei unserer Ankunft an der Einsatzstelle sahen wir, dass der Lkw-Fahrer bereits mit der Reanimation auf der Autobahnspur begonnen hatte. Zusammen mit der Ehefrau hatte er den Patienten aus dem Auto gezogen.

Das heißt, ohne das Eingreifen der Ehefrau und des Lkw-Fahrers hätte der Patient keine Überlebenschance gehabt?
Korrekt. Der Fall beeindruckte mich nachhaltig und noch sehr lange, da es die Ehefrau und der Lkw-Fahrer geschafft hatten, die Situation zu beherrschen, in der ja doch die Gefahr gegeben war, dass auch ihnen auf der Autobahn etwas hätte passieren können.

Zudem war die Autobahn komplett gesperrt, weswegen es auch einige Minuten dauerte, bis wir durch die Rettungsgasse am Einsatzort eintreffen konnten.

Gerade dieser Einsatz zeigte mir wieder, wie wichtig Rettungsgassen auf der Autobahn sind. Es kann in solchen Situationen schon auf Sekunden ankommen, die relevant für das Outcome der Patient:innen sind.

Welche Qualitäten von Laienreanimationen haben Sie erlebt? An was hat es in der Regel gehapert?
Das Spektrum ist sehr vielfältig. Es gibt Menschen, die mit der Situation völlig überfordert sind und nichts tun. Dann gibt es wiederum einige, die sich der Situation zwar stellen, die Reanimation aber nicht gut durchführen, da sie z. B. nicht auf geeignetem Untergrund reanimieren (z. B. im Bett), sich nicht bei den Maßnahmen abwechseln lassen oder diese allein über einen längeren Zeitraum durchziehen müssen, weil keine andere Person vor Ort ist.

Sie arbeiten an der Uniklinik Köln und gehören dort auch routinemäßig zum Notfallteam, das bei klinikinternen Notfällen auf peripheren Stationen gerufen wird. Was passierte an Ihrer Pforte, als Sie dorthin gerufen worden sind?
Ein Mann, Mitte 40, hatte einen Termin in unserem Haus. Bei Ankunft ist er vor dem Haupteingang bewusstlos zusammengebrochen. Da dies zur Mittagszeit passierte, wurde die Situation von Passant:innen beobachtet, die direkt mit der Reanimation begannen. Ein Mitarbeitender der Infothek setzte den Notruf an uns ab und führte die Laienreanimation bis zu unserem Eintreffen fort.

Der Patient überlebte und konnte nach einigen Wochen ohne Beeinträchtigungen aus der Klinik entlassen werden.

Das heißt, das Empfangsteam hat von den Passant:innen die Laienreanimation übernommen und bis zu Ihrem Eintreffen fortgeführt?
Richtig. Der Patient hat schlussendlich ohne Folgeschäden überlebt.

Meinen Sie, ohne Reanimation durch die Passant:innen und Empfangskräfte hätte er das in gleicher Qualität?
Definitiv war dies eine der entscheiden Stellschrauben in dem Fall. Natürlich war es von Vorteil, dass so etwas vor den Türen einer großen Klinik passierte, aber eben genau diese ersten Minuten waren die, von denen der Patient am meisten profitiert hat, und das hat er schlussendlich den Passant:innen und dem Kollegen der Infothek zu verdanken.

Vita
Dr. med. Florian Koroska, geb. 1990 in Frechen. Studium der Humanmedizin an der Universität zu Köln. Facharzt für Anästhesiologie, Weiterbildungen in Notfallmedizin, Intensivmedizin.

Wissenschaftlicher Mitarbeiter an der Klinik für Anästhesiologie und Operative Intensivmedizin des Universitätsklinikum Köln seit 2018.

Seit 2021 freiberuflich als Notarzt tätig, u.a. bei der Berufsfeuerwehr Köln.

Kontakt: Klinik für Anästhesiologie und Operative Intensivmedizin des Universitätsklinikum Köln, Kerpener Straße 62, 50937 Köln, E-Mail: florian.koroska@uk-koeln.de

11

Interview mit der Notärztin Sandra Peters

Frau Peters, erinnern Sie sich an das erste Mal, als Sie von einer Reanimation gehört haben?
Als ich ein Kind war, war dies ein völlig abstrakter Begriff aus Kino und Fernsehen. Was dieser wirklich bedeutete, wurde mir erst im Studium klar. Durch die fehlende Berührung mit dem Thema in Schule und im Alltag hatte ich glaube ich eine größtenteils unrealistische Vorstellung von einer fast „magischen" Wiederbelebung eines todgeweihten Patienten, sodass ich auch davon ausging, dass man herausragende Fähigkeiten und Kenntnisse brauchen würde, um einen Menschen wiederbeleben zu können. Zum Glück stellte sich dann schnell heraus, dass jeder Mensch eine Reanimation durchführen kann und man als Arzt nur ein paar Hilfsmittel mehr hat und natürlich bestenfalls die Ursache beheben kann.

Wieso haben Sie Medizin studiert?
Ich habe mir für mich einen Beruf gewünscht, der naturwissenschaftliche Grundlagen hat, in dem man aber trotzdem viel mit den unterschiedlichsten Menschen zu tun hat und der abwechslungsreich ist. Trotz aller Probleme in unserem Gesundheitssystem glaube ich, dass dies auf meinen Beruf zutrifft, und ich bereue die Entscheidung nicht.

Macht Ärztinsein angstfrei vor dem eigenen gesundheitlichen Schicksal?
Auf keinen Fall. Nach der obligatorischen hypochondrischen Phase des Medizinstudiums, in der man zu viele Krankheiten kennenlernt, um nicht selbst davon beeinflusst zu werden, schließt sich dann allerdings eine Phase

der Dankbarkeit an. Man sieht, wie kurz das Leben ist und wie wenig es braucht, um dieses aus der Balance zu kippen. Zumindest mir hilft das, das Leben wertzuschätzen und im Moment zu leben.

Vor was hätten Sie mehr Angst: dass Laien Sie reanimieren oder dass Sie bis zum Eintreffen des Rettungsdienstes reanimationspflichtig in stabiler Seitenlage liegen?
Definitiv vor dem Zweiten. Lieber „unnötig" reanimiert werden, als in Seitenlage irreparable Hirnschäden erleiden zu müssen.

Wann haben Sie das erste Mal jemanden reanimiert?
Im Praktikum im Rahmen des Studiums war ich das erste Mal Teil eines Reanimationsteams. Das hieß für mich: drücken, drücken, drücken. Abgelöst werden, kurz ausruhen, und dann als Teil des Uhrwerks weitermachen.

Seit wann arbeiten Sie als Notärztin?
Seit 2016.

Wie viele Reanimationen haben Sie insgesamt bisher außerhalb des Krankenhauses durchgeführt?
Mindestens 50, würde ich schätzen.

Bei wie vielen davon haben Laien schon mit der Reanimation begonnen?
Leider in sehr, sehr wenigen. Vermutlich in 5–10 Fällen.

Welche Qualitäten von Laienreanimationen haben Sie erlebt? An was hat es in der Regel gehapert?
Wenn diese nicht gut ausgeführt wurde, lag es in der Regel daran, dass sich der Helfer nicht richtig getraut hat. Das heißt, dass nicht ausreichend fest gedrückt wurde oder der Patient z. B. verdreht auf dem Boden lag und man dann nicht an der richtigen Stelle drücken konnte.

Viele Laien glauben an die Notärztin als Allheilbringerin und absoluten Gamechangerin. Warum ist das bei einer Reanimation ein fundamentaler Fehlgedanke?
Eine Basisreanimation kann jede:r. Und diese besteht aus Prüfen, Rufen, Drücken. Bei einer Reanimationssituation ist die Zeit der absolute Gamechanger, da das Gehirn schon nach wenigen Minuten mit Sauerstoff unterversorgt ist. Der Rettungsdienst wird in der Regel zu lange brauchen, um den Patienten

unbeschadet zu retten. Daher kann jeder Umstehende zum Lebensretter werden!

Was hat Sie vor Ihrer ersten professionellen Reanimation besorgt?
Eine professionelle Reanimation ist eine sehr standardisierte Angelegenheit, bei der ein Algorithmus zu befolgen ist und in der das ganze Team an einem Strang ziehen muss – und um dies zu gewährleisten, muss die ärztliche Leitung den Takt angeben. Vor dieser Aufgabe hatte ich großen Respekt. Außerdem ist in der Regel nicht nur der Patient, sondern auch dessen personelles Umfeld zu betreuen, was unter Umständen emotional schwieriger sein kann als die Reanimation an sich.

Wenn jemand Sorge hat, jemanden den Brustkorb einzudrücken, verstehen Sie das?
Auf jeden Fall. Dies wird vermutlich der Hauptgrund sein, warum Laienreanimationen oft nicht so gut durchgeführt werden. Aus Angst, eine unter Umständen nahestehende Person zu verletzen. Diese Sorge muss Menschen genommen werden. Die Alternative, nichts zu tun, ist immer schlimmer!

Würden Sie mir zustimmen, dass die ersten Herzdruckmassagen die unangenehmsten sind?
Die Scheu, fest zu drücken, hat vermutlich jeder bei der ersten Reanimation.

Wie könnte man Laien dennoch Mut machen, die Herzdruckmassagen in richtiger Tiefe und Frequenz durchzuführen?
Jeder sollte die Herzdruckmassage an einer Puppe üben. Natürlich ist die Realität nochmals anders, aber man bekommt ein Gefühl dafür, wie tief und schnell man drücken muss. Ich glaube auch, dass man so eher die Scheu überwinden kann, da auch eine nachgestellte Situation einen gut vorbereiten kann und Automatismen freisetzt. Jede Übung hilft!

„Ja, aber die Rippen brechen und die bohren sich in die Lunge", kommt immer als Argument. Was sagen Sie dazu?
Mit einer Herzdruckmassage wird man eine Person nie mehr verletzen, als man dieser damit helfen kann.

Wäre es auch für Sie etwas ganz anderes, jemanden zu reanimieren, den Sie persönlich kennen?
Definitiv.

Wie haben Sie Angehörige bisher bei Reanimationen erlebt?
Viele sind sehr hilfreich, sei es, indem sie Informationen über die zu reanimierende Person geben oder sogar konkret mithelfen (z. B. Infusionen halten). Man muss am Anfang der Reanimation herausfinden, ob Angehörige dabei sein wollen, lieber den Raum verlassen sollten, seelsorgerische Hilfe brauchen etc.

Lassen Sie Angehörige der Reanimation beiwohnen, wenn diese das wollen?
Ja. Dass kann für manche entscheidend sein, um mit der Situation umgehen und diese verarbeiten zu können. Dies ist allerdings, wie schon erwähnt, sehr individuell und muss von uns eingeschätzt werden können.

Reanimationen müssen nicht zum Erfolg führen. Können Sie Laien erklären, wie Sie vor Ort abwägen, die Maßnahmen einzustellen?
Ich versuche da, sehr transparent zu sein und vor allem mit den Angehörigen zusammen herauszufinden, was der Mensch für sich gewünscht hätte, und dies mit der gegenwärtigen Prognose in Einklang zu bringen.

Warum werden manche Menschen unter Reanimation in die Klinik transportiert und manche vor Ort für tot erklärt?
Ein entscheidender Faktor ist die Zeit bis zum Beginn der Reanimationsmaßnahmen. Dies erklärt die Wichtigkeit der Laienreanimation. Ist diese Zeit sehr lang, ist mit schwerwiegenden Langzeitfolgen zu rechnen, wenn es denn überhaupt zu einer Wiederherstellung des Kreislaufs kommt. Weitere Faktoren sind der Herzrhythmus, der zu Beginn der Reanimation vorlag. Dieser kann einen Hinweis darauf geben, ob es eine behandelbare Ursache des Kreislaufstillstands gibt und damit ein Transport in ein Krankenhaus sinnvoll sein kann. Außerdem sind z. B. das Alter und vorliegende Vorerkrankungen wichtig für die individuelle Prognose des Patienten.

Was sind Verletzungen, die mit dem Leben nicht vereinbar sind?
Wenn schwerwiegende Verletzungen vorliegen, die die Organfunktionen massiv beeinträchtigen, wird man jemandem nicht wiederbeleben können.

Wie geht man mit Angehörigen nach einer Todesfeststellung am besten um?
Eine klare, aber empathische Kommunikation ist, finde ich, entscheidend. Wichtig ist es zudem, für ein unterstützendes Umfeld zu sorgen. Gibt es Familienmitglieder, die sofort kommen und helfen können? Sind die An-

gehörigen religiös, wird eine spirituelle Unterstützung gewünscht? Hier muss man sich Zeit nehmen und auch die weiteren Schritte erklären und einleiten.

Erzählen Sie mir von Ihrer „spektakulärsten" Reanimation, die Sie bisher hatten.
Die „spektakulärsten" Reanimationen sind für mich die, die gut ausgehen. Wir haben einmal jemanden unter ungünstigen Bedingungen auf Kopfsteinpflaster in einer Gasse reanimiert, nachdem dieser mit seinem Auto gegen eine Wand gefahren war. Nach mehrmaligen Defibrillationen konnte der Kreislauf wiederhergestellt werden, und der Patient wurde umgehend im Herzkatheterlabor behandelt. Wenige Monate später konnte er wieder in seiner Kneipe Bier ausschenken.

Wie sollten Ersthelfende nach einer Reanimation das Erlebte verarbeiten? Wie gehen Sie mit solchen Eindrücken um?
Sprechen, sprechen, sprechen. Zum Glück wird es auch im Rettungsdienst immer mehr Usus, ein sogenanntes Debriefing durchzuführen, in dem jede:r zu Wort kommt. Negative Emotionen müssen raus- und zugelassen werden. Und dies kann ebenfalls sowohl für Angehörige als auch für professionelle Helfer mit psychologischer Unterstützung geschehen. Dies sind Ausnahmesituationen, die keiner mit sich selbst ausmachen muss.

Vita
Sandra Peters, geb. 1983 in Trier. Studium der Humanmedizin an der Rheinischen Friedrich-Wilhelms-Universität Bonn. Fachärztin mit der Zusatzweiterbildung Klinische Akut- und Notfallmedizin am Zentrum für Notfallmedizin am Cellitinnen-Krankenhaus St. Vinzenz in Köln. Seit 2016 freiberufliche Notärztin bei der Berufsfeuerwehr Köln.
   Kontakt: Cellitinnen-Krankenhaus St. Vinzenz, Merheimer Str. 221–223, 50733 Köln

12

Interview mit dem ersten Vorsitzenden des Vereins Region der Lebensretter Prof. Dr. med. Michael Müller

Was bedeutet Sterben für Sie?
Sterben ist das Ende unseres irdischen Lebens. Es ist mir wichtig, möglichst jeden Tag so zu leben, dass man zufrieden wäre, wenn es der letzte Tag wäre. Sterben gehört zum Leben. Es ist auch ganz wichtig, das zu akzeptieren. Ich bin dankbar für alles, was ich bisher erleben durfte.

Warum sind Sie Arzt geworden?
Ich hatte während der Schulzeit zwei Berufswünsche: zur See zu fahren oder Chemie zu studieren. Beides reizt mich heute noch. Aber durch meine ehrenamtliche Tätigkeit in einer Hilfsorganisation und meinen Zivildienst im Rettungsdienst entdeckte ich mein Interesse für die Medizin, ganz speziell die Notfallmedizin mit ihren besonderen Anforderungen: In kurzer Zeit Maßnahmen ergreifen, die einen großen Einfluss auf den Krankheitsverlauf haben. Noch interessanter als die Medizin an sich ist die Lehre: Wenn man Fachwissen, Erfahrung und Fertigkeiten weitergeben darf und sieht, wie die Schüler:innen Fortschritte machen!

Und warum wurden Sie Anästhesist? Als Orthopäde hat man schließlich früher Feierabend und mehr Sportwagen.
Das mit dem Feierabend und dem Sportwagen bei Orthopäden kann ich nicht beurteilen. Generell ist die Tätigkeit als Arzt keine, die man wählen sollte, wenn man früh Feierabend haben möchte.

Ich bin Anästhesist geworden, weil mich das Arbeiten in Notfallsituationen reizt. Unter hohem Zeitdruck die richtigen Maßnahmen ergreifen, das ist eine besondere Herausforderung. Und Anästhesie ist ein sehr vielseitiges Fach: Man arbeitet im Operationssaal, auf der Intensivstation, im Rettungsdienst, in der Notaufnahme. Ich finde es auch immer wieder sehr spannend und bereichernd, dass wir Anästhesisten ständig mit nahezu allen anderen Fachabteilungen zusammenarbeiten. Diese interdisziplinäre Arbeit macht besonders viel Spaß.

Wann haben Sie das erste Mal selbst reanimiert?
Im Schwimmbad bei einem Ertrinkungsunfall. Das war noch während der Schulzeit. Und bei diesem Ereignis habe ich gelernt, dass die wesentlichen Maßnahmen bei der Wiederbelebung vor dem Eintreffen des Rettungsdienstes geschehen. In den ersten Minuten werden die Weichen gestellt, deshalb ist es so wichtig, dass wir ein System etablieren, in dem die Wiederbelebung mit hoher Qualität bereits in den ersten Minuten funktioniert.

Was ist das Schwierige an einer Reanimation?
Es ist sehr wichtig, dass ein Mitglied des Behandlungsteams einen guten Überblick hat und darauf achtet, dass zu jedem Zeitpunkt die Herzdruckmassage mit guter Qualität (5–6 cm Eindrucktiefe, komplette Entlastung, 100–120-mal pro Minute drücken) durchgeführt wird. Auch müssen zwar viele Maßnahmen durchgeführt werden, diese müssen aber in eine sinnvolle Reihenfolge gebracht werden, man muss priorisieren. Wenn man die internationalen Leitlinien kennt und regelmäßig übt, ist das nicht so schwierig, wie man vielleicht denken könnte.

Warum trauen sich so wenige Menschen eine Reanimation zu?
Viele Menschen haben Angst, etwas Falsches zu tun. Und natürlich ist das Thema sehr emotional. Wenn man Augenzeuge eines Herz-Kreislauf-Stillstands wird, dann weiß man, dass dieser Mensch Hilfe braucht, und bei den meisten Laien liegt die letzte praktische Übung schon länger zurück. Deshalb ist es so wichtig, dass man möglichst regelmäßig ein paar Minuten die Herzdruckmassage übt.

Was bedeutet Ihr Smartphone für Sie?
Ein Smartphone ist heutzutage der tägliche Helfer in vielen Situationen. Unter anderem kann man mit dem Smartphone Lebensretter aktivieren. Darauf basiert unser System „Region der Lebensretter". Bei einem akuten Herz-Kreislauf-Stillstand befinden sich In den meisten Fällen Menschen in der

Nähe, die in den Maßnahmen der Wiederbelebung ausgebildet sind. Über die Smartphone-App „Region der Lebensretter" orten wir die registrierten ehrenamtlichen Helfer:innen, wir rechnen die voraussichtliche Eintreffzeit aus und teilen den 4 Helfer:innen, die wir aktivieren, Aufgaben zu. Dieser komplexe Alarmierungsalgorithmus wird möglich durch die Interaktion unserer Alarmserver, der Datenbank für öffentlich zugängliche Defibrillatoren (automatisierte externe Defibrillatoren, AED) und der Smartphone-App, die auf den Handys aller registrierten Helfenden läuft.

Erzählen Sie mir von einem Fall, an dem Sie die Auswirkungen des therapiefreien Intervalls schmerzlich erleben mussten.
Als ich 1989 im Rettungsdienst angefangen habe, kam es wirklich nur ganz selten vor, dass bei unserem Eintreffen bereits jemand mit der Herzdruckmassage begonnen hatte. Mittlerweile ist das in etwa der Hälfte der Fälle so, aber auch das reicht nicht. Jeder einzelne Fall eines Patienten mit Herz-Kreislauf-Stillstand, bei dem erst durch die professionellen Rettungskräfte mit der Wiederbelebung begonnen wird, ist schmerzlich. Es ist leider nicht der schmerzliche Einzelfall, sondern tägliche Realität. Aber wir sehen in unserem Projekt unheimlich motivierende Fortschritte. In Freiburg läuft das System „Region der Lebensretter" seit 2018, und mittlerweile haben wir in über 60 % der Fälle Ersthelfende, die im Median nach 4 min eintreffen, und in 28 % der Fälle ist auch ein AED im Einsatz. Bei Eintreffen der Profis (Rettungswagen und Notarzteinsatzfahrzeug) finden diese regelmäßig mehrere Ersthelfende am Einsatzort vor, die schon mit der Wiederbelebung begonnen haben.

Was kann die technologische Entwicklung dahingehend leisten, das therapiefreie Intervall zu verkürzen?
Die erste Innovation hinsichtlich der Aktivierung von Helfer:innen in der Nähe eines Notfallortes waren Projekte, in denen die Ersthelfer mit Wohn- und Dienstadresse registriert waren. Bei jedem Notruf mit dem Verdacht auf einen Herz-Kreislauf-Stillstand wurden Kurznachrichten per SMS an diejenigen verschickt, die mit einer Adresse in der Nähe registriert waren. In einer Weiterentwicklung wurden Mobilfunkzellen bestimmt, in denen die Helfenden eingebucht waren. Diese Ortung ist noch recht ungenau, und nach einer Alarmierung per SMS bekommt die Rettungsleitstelle oft keine Rückmeldung, welche Helfenden sich tatsächlich zum Notfallort bewegen bzw. wann diese eintreffen.

Durch Smartphones mit GPS-Ortung haben sich die Möglichkeiten wesentlich erweitert. Moderne Ersthelfer:innen-Alarmierungssysteme fragen die Standorte der Helfenden ab und aktivieren diejenigen, die sich in der

Nähe befinden. Wir müssen uns darüber bewusst sein, dass jede Verkürzung des therapiefreien Intervalls zur Steigerung der Überlebenswahrscheinlichkeit führt.

Aber mittlerweile wissen wir auch, dass es nicht reicht, über eine App Ersthelfende in der Nähe des Notfallortes zu aktivieren. Es gibt große Unterschiede in den Abläufen und Alarmierungsalgorithmen. Wir haben im Rahmen eines Forschungsprojekts 2023 das komplette System neu programmiert und einen ganz neuen Algorithmus entwickelt: Ersthelfende in der Nähe des Notfallortes werden alarmiert und geben über die App nicht nur an, ob sie für den Einsatz verfügbar sind. Sie geben auch über die App eine Rückmeldung, mit welchem Verkehrsmittel (zu Fuß, mit dem Fahrrad, mit dem Auto) sie zur Einsatzstelle kommen und ob sie einen AED mit sich führen. Das System bekommt von der zuständigen Integrierten Leitstelle die voraussichtliche Fahrtzeit des ersteintreffenden Rettungsmittels übermittelt und führt eine Berechnung der Fahrtzeit einer/eines jeden Helfenden durch, der verfügbar ist. Die beiden Ersthelfenden, die den Einsatzort als Erste erreichen werden, werden direkt dorthin geroutet. Der/die 3. Ersthelfende wird zum nächsten verfügbaren AED geleitet, sofern keine:r der alarmierten Ersthelfenden über die App angegeben hat, einen AED mit sich zu führen und wenn der Einsatzort vor dem Rettungsdienst erreicht werden kann.

Durch die Umstellung von der 2. auf die 3. Generation der Alarmierungs-App konnte die Eintreffzeit der/des ersteintreffenden Helfenden um 1,5 min reduziert werden. Mittlerweile arbeiten wir schon an der 4. Generation des Alarmierungssystems. Auf der Basis eines Forschungsprojekts mit dem Karlsruher Institut für Technologie (KIT) sollen noch bessere Abschätzungen der voraussichtlichen Eintreffzeit ermöglichtwerden, und wir hoffen, dass das therapiefreie Intervall mit der nächsten Generation weiter verkürzt werden kann.

Welches System haben Sie in Baden-Württemberg aufgebaut?
Wir haben das dänische System FirstAED übernommen. Dieses wurde 2012 auf der Insel Langeland etabliert und war nach unserer Kenntnis das erste App-basierte Ersthelfer:innen-Alarmierungssystem in Europa. Da die deutsche Rettungsdienstinfrastruktur anders als die dänische ist, haben wir sehr umfangreiche Anpassungen und Weiterentwicklungen durchgeführt. Es wurden Schnittstellen zu den Rettungsleitstellen entwickelt und die Anbindung an die Datenbank für öffentlich zugängliche Defibrillatoren (AED) wurde realisiert. Es resultierte das System „Region der Lebensretter", das von dem gemeinnützigen Verein Region der Lebensretter e. V. betrieben wird. In Baden-Württemberg wurden ab 2018 in 3 Landkreisen Pilotprojekte mit jeweils

einem App-basierten Alarmierungssystem durchgeführt. An das System „Region der Lebensretter" sind mittlerweile über 70 % der Integrierten Leitstellen in Baden-Württemberg angebunden. Weil wir in den ersten Forschungsprojekten festgestellt haben, dass an den Landkreisgrenzen (oftmals dünn besiedelte Regionen) die Verfügbarkeit von Ersthelfer:innen geringer ist als in den Städten, haben wir die landkreisübergreifende Alarmierung zum Standard gemacht: Jeder Ersthelfende kann in allen teilnehmenden Regionen alarmiert werden.

Mittlerweile ist das System das größte Ersthelfer:innensystem in Deutschland mit über 78 angeschlossenen Gebietskörperschaften in Baden-Württemberg, Bayern, Hessen, Niedersachsen, Nordrhein-Westfalen, Rheinland-Pfalz und Sachsen.

Für Laien erklärt, was „macht" dieses System und was sind dessen Ziele?
Das System unterstützt uns bei der Organisation der Ersten Hilfe in der Zeit vor dem Eintreffen des Rettungsdienstes. Ziele sind, dass bei Notrufen mit vermutetem Herzkreislauf-Stillstand der erste Ersthelfende nach weniger als 5 min an der Einsatzstelle ist und die/der Patient:in – sofern nötig – noch vor Eintreffen des Rettungsdienstes defibrilliert wird. Um diese Ziele zu erreichen, betreiben wir das App-basierte Ersthelfer:innensystem, wir registrieren Ersthelfende, stellen Benutzerhandbücher und Video-Tutorials für den komplett digitalen Onboarding-Prozess bereit, betreiben den Support für die Nutzer:innen, pflegen AED-Standorte in die Datenbank ein und kaufen neue AEDs, die wir öffentlich zugänglich aufhängen. Zusätzlich sind alle Ersthelfenden, die im Bundesgebiet über unsere App alarmiert werden, subsidiär haftpflichtversichert.

Was unterscheidet es von einer „reinen" App?
Eine App kann Ersthelfende alarmieren. Das allein reicht nicht. Um möglichst viele Ersthelfende registrieren zu können, müssen Kampagnen durchgeführt und in Organisationen mit vielen potenziellen Helfer:innen Werbung für die Teilnahme gemacht werden. Damit kommen die Organisationen im Rettungsdienst, die Hilfsorganisationen, Feuerwehren und Gesundheitseinrichtungen infrage. Die Helfenden müssen eingewiesen und ausgerüstet werden. Im laufenden Betrieb müssen regelmäßig Informationen an die Gemeinschaft der Lebensrettenden verschickt werden. Es gibt eine Support-Plattform, die Hilfe beim Umgang mit der App und dem System anbietet, und wir bieten ebenfalls Einsatznachbesprechungen für Ersthelfende nach belastenden Einsätzen an.

Da unser System auch die Standorte der öffentlich zugänglichen AEDs in einer Datenbank speichert, sind wir auf die Meldungen neuer AEDs durch die Benutzer:innen angewiesen. Und mittlerweile engagieren wir uns sehr stark in der Nachverdichtung von AEDs. Unser Verein sammelt Spenden und betreibt damit AEDs, die für den schnellen Einsatz durch unsere Lebensrettenden öffentlich angebracht werden.

Nicht zuletzt spielt die Forschung eine sehr große Rolle. Unsere wissenschaftliche Arbeitsgruppe bearbeitet Fragestellungen, die sehr häufig in Weiterentwicklungen resultieren. Jedes Jahr werden in unserem System entscheidende neue Funktionen entwickelt. Das ist nur möglich, wenn Forschende, Anwender:innen und Entwickler:innen sehr eng zusammenarbeiten.

Insgesamt gibt es sehr viele Bereiche, in denen wir uns engagieren und die in der Summe ein sogenanntes lebensrettendes System ergeben.

Wen suchen Sie als Helfende?
Wir suchen Menschen, die eine Sanitätshelferausbildung haben oder in einem medizinischen Beruf, beispielsweise als Gesundheits- und Krankenpfleger:in oder Medizinische:r Fachangestellte:r tätig sind. Natürlich nehmen wir auch Ärztinnen/Ärzte und Zahnärztinnen/-ärzte.

Wie schützt man die ehrenamtlich Helfenden vor einer Überlastung?
Die meisten unserer Ersthelfenden sind in einer Hilfsorganisation oder Feuerwehr tätig oder arbeiten in einem medizinischen Beruf. Diese sind in Notfallsituationen routiniert, sodass die Wahrscheinlichkeit einer Überlastung geringer ist als bei Laienhelfer:innen. Trotzdem gibt es immer wieder auch belastende Einsätze. Wir arbeiten hier mit Krisenhelfer:innen der psychosozialen Notfallversorgung zusammen. Über die App kann auch die Notwendigkeit einer Nachbesprechung gemeldet werden. Auch wenn die Einsätze an sich oft dramatisch und emotional sind: Unsere Ersthelfenden bekommen regelmäßig auch die Rückmeldung, dass das schnelle Eintreffen vor dem Rettungsdienst so unheimlich hilfreich ist. Und das motiviert die Helfer:innen sehr stark.

Gibt es überhaupt genug Menschen, die bereit sind, sich zu engagieren?
Am Anfang war dies unsere größte Sorge. Mittlerweile müssen wir nur noch in neuen Regionen Werbung machen. Es spricht sich sehr schnell herum, und viele Helfende melden sich freiwillig, wenn sie von unserem Projekt hören. Bundesweit haben wir über 35.000 Ersthelfende. Und es kommen jede Woche neue dazu.

Wie läuft bei Ihnen die Registrierung und Schulung von Helfenden ab?
Die Registrierung ist direkt über die App möglich. Neben den persönlichen Daten wird auch ein Qualifikationsnachweis hochgeladen. Die Registrierungen werden durch die regionalen Administratoren bearbeitet und freigeschaltet. Auf unserer Webseite ist ein Link zu unserem Helpdesk. Dort liegen Benutzerhandbücher für die iOS- und Android-App, es gibt Video-Tutorials zur Einweisung in die App und es gibt einen Bereich mit Antworten auf die häufigsten Fragen (FAQ). Bei Bedarf können sich die Ersthelfenden auch über unser Ticketsystem an den Support wenden.

Bedarf es einer Ausrüstung?
Vor der Pandemie haben wir die Helfenden mit Warnwesten und Taschenbeatmungsmasken ausgestattet. Mit der Pandemie war es plötzlich undenkbar, dass Ersthelfende ohne Schutzausrüstung einen Einsatz übernehmen. Wir haben das System 7 Wochen pausiert und in dieser Zeit ein Pandemiekonzept entwickelt. Dies beinhaltete auch kleine Rucksäcke mit Schutzausrüstung und Beatmungsbeutel. Wir haben 1000 Rucksäcke über Spenden finanziert und an die Helfenden ausgegeben. Dann haben wir mit einer Firma, die Notfallrucksäcke für die Rettungsdienste produziert, einen eigenen Rucksack entwickelt, der die Beatmungsbeutel und die Schutzausrüstung enthält. Ersthelfende, die über einen eigenen AED verfügen, können diesen auch im Rucksack mit zum Einsatz bringen.

Mittlerweile haben wir eine (wesentlich kleinere) Tasche für unsere Ersthelfenden entwickelt, die nur eine kleine, aber sinnvolle Basisausstattung enthält, bestehend aus Warnweste, Handschuhe, Taschenbeatmungsmaske, FFP-Maske, Kleiderschere und Kniepolster für die Reanimation.

Wie sind diese Personen bei ihrer ehrenamtlichen Tätigkeit versichert?
Jeder, der Erste Hilfe bei Notfällen leistet, ist in Deutschland nach Sozialgesetzbuch (SGB) VII gesetzlich unfallversichert. Zusätzlich haben wir eine Haftpflichtversicherung abgeschlossen, die einen subsidiären Schutz bietet, wenn die Helferin oder der Helfer in einem Einsatz einen Schaden verursacht, aber nicht über seine/ihre Organisation versichert ist. Dieser Versicherungsschutz besteht für Helfende in unserem System deutschlandweit.

Wie betreiben Sie nach Einsätzen Nachsorge und Betreuung der Helfenden?
Unsere Helfenden füllen nach jedem Einsatz direkt über die App einen Fragebogen aus. Hier wird explizit nach der Notwendigkeit einer Nachbesprechung gefragt. Sehr häufig werden Einsätze auch direkt im Team der Ersthelfenden

nachbesprochen oder es findet eine Nachbesprechung mit Kolleg:innen statt. Immerhin kommen die meisten Helfenden aus Hilfsorganisationen oder Krankenhäusern. Hier werden oft auch kollegiale Besprechungen für die Einsatzbewältigung genutzt.

Welche technologische Entwicklung steckt hinter Ihrem System?
Es gibt sehr einfache Ersthelfer:innen-Alarmierungssysteme, die bei Aktivierung die Position der Ersthelfer:innen prüfen und dann einen oder mehrere Helfende alarmieren. Teilweise werden Helfende alarmiert, die sich innerhalb eines festen Radius um den Notfallort befinden, teilweise werden eskalierende Alarmradien verwendet: Der oder die Ersthelfer:in mit der geringsten Entfernung zum Notfallort wird alarmiert, und wenn dieser nicht antwortet oder den Einsatz ablehnt, werden die nächsten Helfer:innen alarmiert, die sich etwas weiter entfernt aufhalten. So wird eskaliert, bis ein:e Helfer:in zusagt. Solche einfachen Systeme haben den Nachteil, dass häufig Ersthelfende alarmiert werden, die nicht vor dem Rettungsdienst eintreffen.

Wir arbeiten an einer stetigen Optimierung des Alarmierungsalgorithmus. Mit dem obengenannten Alarmierungsalgorithmus haben wir die bisher kürzesten publizierten (gemessenen) Eintreffzeiten erreicht. Aus unserer Sicht sehr wichtig ist der Einbezug der voraussichtlichen Fahrtzeit des Rettungsdienstes und der Abgleich der Fahrtzeit der Ersthelfenden unter Berücksichtigung ihres Verkehrsmittels. Ersthelfende, die den Einsatzort nicht vor dem Rettungsdienst erreichen können, erhalten vom System gar keine Aufgabe. Damit wird die Motivation der Ersthelfenden (vor allem zu Nachtzeiten) erhalten. Die Leitlinien für die Reanimation gehen von einer benötigten Ersthelfendendichte von mindestens 10 Helfenden pro Quadratkilometer aus, um eine gute Abdeckung zu erreichen. Mit unserem Alarmierungsalgorithmus erreichen wir eine Verfügbarkeit von Ersthelfenden in über 60 % der Fälle und eine gemessene Eintreffzeit von 4 min, obwohl wir nur etwas mehr als einen Ersthelfenden pro Quadratkilometer haben.

Wie stabil läuft so ein System?
Unser Alarmierungssystem wird in einer Cloud auf einem Server in der Europäischen Union (EU) betrieben. Das funktioniert sehr gut und ohne relevante Ausfälle. Probleme im Betrieb haben wir eher mit den Apps der Helfenden. Wenn hier nicht die neueste Version genutzt wird, kann es Probleme geben. Auch die Diversität der Hard- und Software bei den Helfenden stellt eine große Herausforderung dar. Es gibt tausende Kombinationen aus Smartphone, Betriebssystem und Betriebssystemversionen. Auch an Orten mit unzureichender Netzabdeckung kann die App nicht funktionieren. Mittlerweile

wird die Netzabdeckung jedoch immer besser und damit haben wir ein sehr zuverlässiges System.

Wenn es öffentlich integriert wird, wem „gehört" so ein System dann?
Das System wird durch den Verein Region der Lebensretter betrieben, natürlich in sehr enger Zusammenarbeit mit den Integrierten Leitstellen und den Partnerorganisationen. Da wir der Betreiber sind, ist die deutschlandweite landkreisübergreifende Alarmierung problemlos möglich.

Hat ein solches System die gleiche Stabilitätsanforderung wie beispielsweise eine Leitstellensoftware?
Das System hat sehr hohe Stabilitätsanforderungen. Eine Schwachstelle liegt jedoch an den Endgeräten, die nicht für eine hohe Ausfallsicherheit ausgelegt sind. Ein Smartphone ist kein BOS-Funkgerät (BOS = Behörden und Organisationen mit Sicherheitsaufgaben). Und natürlich gibt es auch Störungen und Ausfälle im Mobilfunknetz. Deshalb kann ein Smartphone-Alarmierungssystem nur als Ergänzung zu normalen Melde- und Alarmierungswegen dienen.

Wer entwickelt und finanziert dies?
Die Softwareentwicklung wird durch die dänische Firma FirstAED durchgeführt. Allerdings arbeitet der Verein exklusiv mit FirstAED zusammen. Das Besondere an unserem System ist die sehr enge Zusammenarbeit zwischen Anwender:innen, Forschenden und Entwickler:innen. Der Verein finanziert sich bisher durch Spenden und Zuwendungen. Es wurden jedoch auch schon Weiterentwicklungen im Rahmen von drittmittelgeförderten Forschungsprojekten ermöglicht.

Wie funktioniert so eine Alarmierung?
Im Mittel klingelt die App etwa 3–4-mal im Jahr. Auch wenn das Handy auf „stumm" oder „Vibrationsalarm" gestellt ist, kommt ein lauter Alarmton. Ich sehe auf dem Display eine Entfernung zum Notfallort und werde gefragt, ob ich den Einsatz übernehmen kann, wie ich zur Einsatzstelle komme (zu Fuß, mit dem Fahrrad, mit dem Auto) und ob ich einen AED mit mir führe. Wenn ich den Einsatz bestätige, rechnet das System aus, wann ich die Einsatzstelle erreichen kann, und gleicht dies mit den voraussichtlichen Eintreffzeiten der anderen Ersthelfenden und des Rettungsdienstes ab. Dann erhalte ich meine Aufgabe. An der Einsatzstelle beginne ich mit der Reanimation. Wenn der Rettungsdienst eintrifft, unterstütze ich die Kolleg:innen bei Bedarf noch weiter. Häufig übernehmen wir auch nach Eintreffen des Rettungsdienstes noch

die Betreuung der Angehörigen. Prinzipiell kann ich den Einsatzort nach der Übergabe wieder verlassen. Ich fülle noch mein Einsatzprotokoll aus, damit ist der Einsatz für mich abgeschlossen.

Warum bedarf es mehrerer Helfender an einer Einsatzstelle?
Das hat verschiedene Gründe. Häufig sind unsere Ersthelfende vor dem Rettungsdienst am Einsatzort. Bei einer Wiederbelebung soll man das Brustbein 5–6 cm tief eindrücken, 100–120-mal pro Minute. Das ist so anstrengend, sodass empfohlen wird, alle 2 min einen Helfendenwechsel durchzuführen. Wenn also nur ein:e Helfer:in alarmiert würde, könnten wir keine Herzdruckmassage mit hoher Qualität länger als 2 min gewährleisten.

Ein weiterer wichtiger Grund liegt in unserem Alarmierungsalgorithmus. Wir senden einen Voralarm an die Helfenden, die sich in der Nähe des Notfallortes befinden. Nun gilt es, denjenigen Aufgaben zuzuteilen, die am schnellsten eintreffen können. Unser System kann die Eintreffzeiten der Lebensretter:innen gut abschätzen, aber natürlich kann es immer auch Verzögerungen beim Ausrücken oder bei der Anfahrt geben. Allein eine rote Ampel oder eine geschlossene Bahnschranke führt unter Umständen zu Verzögerungen von mehreren Minuten. Bei vier alarmierten Helfenden ist die Eintreffzeit des ersteintreffenden Helfers kürzer als bei nur einem Helfenden, weil die Wahrscheinlichkeit von relevanten Verzögerungen bei allen vier Helfenden natürlich geringer ist als bei einer/einem Lebensretter:in.

Was haben Sie bisher aus Einsätzen gelernt, um die Alarmierung zu optimieren?
Am Anfang des Pilotbetriebs hatten wir oft Rückmeldungen nach Einsätzen in der Freiburger Innenstadt. Hier ist der Rettungsdienst häufig schon nach wenigen Minuten an der Einsatzstelle. Unsere Ersthelfenden waren sehr motiviert und dann aber enttäuscht, wenn sie nicht vor dem Rettungsdienst eingetroffen sind. Auf der anderen Seite gibt es auch in der Stadt Einsätze, bei denen alle Rettungsmittel belegt sind. Dann müssen – auch in der Großstadt – Helfende alarmiert werden, die weiter vom Einsatzort entfernt sind. Ein Alarmradius auf der Basis einer Luftliniendistanz würde hier nicht hilfreich sein. So entstand die Idee der Optimierung des Alarmierungsalgorithmus. Und da dies ein echtes Novum war, haben wir gleich ein paar Forschungsarbeiten vergeben und sehr interessante Ergebnisse gefunden. Mit der Verkehrsmittelabfrage bei der Alarmierung haben wir die bislang kürzesten Eintreffzeiten erreicht. Aber auch damit sind wir nicht zufrieden. Wir erheben bei jedem Einsatz Daten, die dem internationalen Reporting Standard für Ersthelfer:innensysteme entsprechen. Auf der Basis dieser Daten optimieren

wir das System ständig weiter. Damit wollen wir jedes Jahr noch schneller und besser werden als im vergangenen Jahr.

Was haben Sie aus dem zwischenmenschlichen Debriefing der bisherigen Einsätze gelernt?
Am letzten Heiligen Abend hatte ich um halb 12 nachts eine Reanimation wenige hundert Meter von meinem Wohnort entfernt. Ich habe 4 min gebraucht, war dann aber schon der 4. Helfer. Es war auch bereits ein AED am Einsatzort. Beim Eintreffen des Rettungsdienstes lag schon wieder ein Spontankreislauf vor. Häufig finden nach der Übergabe des Patienten noch Gespräche in der Gruppe der Ersthelfenden statt. Während der Erstversorgung erleben wir immer wieder eine großartige Teamarbeit, und danach finden sehr oft noch Debriefings in der Gruppe der Ersthelfenden statt. Hier ist es besonders wertvoll, dass häufig auch ehrenamtliche Helfer:innen dabei sind, die aus dem Rettungsdienst oder der Klinik kommen. Häufig kann mit der Nachsorge direkt im Team begonnen werden. Was uns auch immer wieder auffällt: Ersthelfende, die noch nicht häufig in so kritischen Einsätzen dabei waren, erleben eine sehr starke Motivation durch das Erlebnis, dass sie mehrere Minuten vor dem Rettungsdienst mit der Wiederbelebung begonnen haben. Wenn die/der Patient:in eine Chance hat, dann durch die Tätigkeit der Ersthelfenden. Da die Patient:innen sehr häufig aus demselben Ort oder der Nachbarschaft der Helfenden stammen, gibt es regelmäßig sehr dankbare Rückmeldungen von den Patient:innen und deren Angehörigen. Wir kennen mittlerweile einige Gerettete und ihre Retter:innen, die seit dem Ereignis Kontakt pflegen. Generell kann man sagen: Wenn nach dem Einsatz bzw. nach der Übernahme durch den Rettungsdienst über das Erlebte gesprochen wird, ist die Verarbeitung in aller Regel wesentlich weniger problembehaftet, als wenn die Helfenden nach Hause fahren und allein über das Ereignis grübeln.

Können Sie uns ein paar Zahlen hinsichtlich Einsatzaufkommen, Verlauf und Outcome der Patient:innen mitteilen?
Wir haben am 01.01.2024 die bisher größte prospektive Multicenterstudie zum Einfluss eines Ersthelfer:innensystems auf die Überlebensrate nach außerklinischem Herz-Kreislauf-Stillstand gestartet. In 11 Regionen in Deutschland werden über 8 Monate alle Patient:innen mit einem außerklinischen Herz-Kreislauf-Stillstand eingeschlossen. Am 01.09.2024 wurde das System in den Regionen gestartet, und über 4 Monate wurden alle Ersthelfenden registriert und das System im Echtbetrieb optimiert. Ab dem 01.01.2025 wird in einer erneuten 8-monatigen Beobachtungsphase evalu-

iert, wie hoch der Anteil der Patienten ist, die nach einem außerklinischen Herz-Kreislauf-Stillstand lebend aus der Klinik entlassen werden können. Wir hoffen sehr, dass wir mit dieser Studie auch valide Daten zum Einfluss unseres Systems auf die Überlebenswahrscheinlichkeit liefern können.

Kann der Nutzen Ihres und das anderer Systeme durch wissenschaftlich valide Zahlen untermauert werden?
Es gibt Belege für eine erhöhte Überlebensrate nach Etablierung von Ersthelfer:innensystemen, die zu einer Aufnahme in die Leitlinien geführt haben. Die Forschungsarbeiten der Arbeitsgruppe Forschung unseres Vereins sind auf der Webseite unter „Forschung & Entwicklung" zu finden.

Bedarf es der Forschung in diesem Gebiet?
Ersthelfer:innen-Alarmierungssysteme werden seit März 2021 in den internationalen Leitlinien für die Reanimation empfohlen. Allerdings sind solche Systeme noch sehr jung, App-basierte Systeme gibt es erst seit etwas mehr als 10 Jahren. Dementsprechend gibt es hier einen sehr großen Forschungsbedarf, um Nachweise für die Wirksamkeit der Systeme zu erbringen und um Weiterentwicklungen zu evaluieren. Der Deutsche Rat für Wiederbelebung e. V. (German Resuscitation Council, GRC) hat gemeinsam mit der europäischen Dachgesellschaft European Resuscitation Council (ERC) im Mai 2022 eine internationale Leitlinienkonferenz in Hinterzarten bei Freiburg durchgeführt, die vom Verein Region der Lebensretter als Gastgeber ausgetragen wurde. 46 Forschende aus 12 Nationen haben sich auf einen einheitlichen CommonReporting Standard verständigt, der als Grundlage für Forschungsarbeiten auf diesem Gebiet dienen soll. Die internationale Forschungsgemeinschaft, die sich unter dem Dach des GRC formiert hat, traf sich im Mai 2024 erneut. Auch auf dieser Tagung fanden wichtige Abstimmungen statt, die in einem Konsensuspapier veröffentlicht werden. Die Gruppe hat bereits beschlossen, derartige Konferenzen alle zwei Jahre durchzuführen, die Veranstaltungen werden unter der Koordination des Vereins durchgeführt.

Wer kann diese Forschung finanzieren?
Das ist ein sehr wichtiges Thema. Leider gibt es in dem Themenbereich Wiederbelebung im Vergleich zu anderen Themenkomplexen sehr wenige Ausschreibungen und wenig Förderung, obwohl der plötzliche Herz-Kreislauf-Stillstand eine der häufigsten Todesursachen darstellt. Hier besteht enormer Aufholbedarf.

Gilt es, die Rettungskette um ein Bindeglied in den Leitlinien zu erweitern?
Definitiv. Kein noch so guter Rettungsdienst kann ein Eintreffen 3–5 min nach dem Kollaps realisieren. Und eine Telefonanleitung zur Wiederbelebung (T-CPR) ist zwar sehr wichtig und hilfreich, aber die Qualität der Wiederbelebung bei der T-CPR ist nicht so gut wie bei der Reanimation durch geschulte Helfende. Insofern schließen die Helfenden der Ersthelfer:innensysteme die Lücke zwischen T-CPR/Laienreanimation und dem Eintreffen der Rettungsdienste.

Erzählen Sie mir von Einsätzen mit Ihrem System, die Sie nachhaltig beeindruckt haben.
Kurz nach Projektstart wurde eine Frau über das System gerettet, die in meiner unmittelbaren Nachbarschaft arbeitet. Ein Ersthelfer befand sich bei Alarmierung 80 m von der Einsatzstelle entfernt und war nach 1 min bei der Patientin. Er hat die Wiederbelebung 10 min bis zum Eintreffen von Rettungswagen und Notarzt durchgeführt, und die Patientin hat ohne Folgeschäden überlebt. Ich sehe sie sehr regelmäßig und denke jedes Mal, dass sie ohne die App keine realistische Überlebenschance gehabt hätte. Mittlerweile kenne ich einige Menschen, die „mit der App gerettet" wurden. Das motiviert mich und natürlich auch ganz viele unserer ständig wachsenden Gemeinschaft aus Ersthelfenden.

Vita
Prof. Dr. med. Michael Müller, geb. 1971 in Erlangen. Ehrenamtliche Tätigkeit im Rettungsdienst seit 1989, weiterhin Zivildienst als Rettungssanitäter und während des Studiums als Rettungsassistent. Medizinstudium 1991–1997 an der Universität Heidelberg. Weiterbildung Anästhesiologie am Universitätsklinikum Dresden, dort auch Arbeit als Notarzt im bodengebundenen Rettungsdienst und in der Luftrettung. Forschungsschwerpunkte: Reanimation und Ausbildungsforschung.

2023 Auszeichnung mit dem Deutschen Preis für Notfallmedizin.

Seit 2015 Chefarzt der Klinik für Anästhesiologie, Intensiv- und Notfallmedizin am St. Josefskrankenhaus Freiburg. Erster Vorsitzender des Vereins Region der Lebensretter.

Kontakt: E-Mail: michael.mueller@regionderlebensretter.de

13

Interview mit dem Ersthelfer des Vereins Region der Lebensretter Thomas Steuber

Herr Steuber, Sie sind eigentlich Realschullehrer. Wie kamen Sie zu dem Projekt „Region der Lebensretter"?
Das Thema Erste Hilfe zieht sich seit meiner Jugend als roter Faden durch mein Leben, zuerst als Jugendlicher im Jugendrotkreuz (JRK), dann in der Deutschen Lebens-Rettungs-Gesellschaft (DLRG). Seit über 25 Jahren bin ich zudem als Bergretter in der Bergwacht Schwarzwald aktiv. An meiner Realschule in einem Schulzentrum mit 1500 SchülerInnen koordiniere ich einen Schulsanitätsdienst und habe mich vor 10 Jahren zum Erste-Hilfe-Ausbilder (EH-Ausbilder) beim Deutschen Roten Kreuz (DRK) qualifiziert, primär, um meine Schulsanitäter selbst ausbilden zu können. Da es in meinem Heimatort (10.000 Einwohner) nur einen einzigen öffentlich zugänglichen automatisierten externen Defibrillator (AED) gab, wollte ich auch hier etwas verbessern und kam dabei in Kontakt mit Professor Müller.

Wann hatten Sie das erste Mal mit einer Reanimation zu tun?
Als ich 16 war, jobbte ich neben der Schule nachmittags als Rettungsschwimmer in einem sehr großen Freizeitbad in meinem Schulort. Neben dem alltäglichen Versorgen von allerlei kleineren Blessuren musste ich einmal einen ca. 10-jährigen Jungen reanimieren, der im Springerbecken vom 1-m-Brett gesprungen und dabei mit dem Kopf am Beckenrand aufgeschlagen war. Ein kleines Kind alarmierte mich; ich drehte gerade eine Runde um das benachbarte Schwimmbecken. Weil der Junge sofort ohnmächtig war, ging er wie ein Stein unter und ich musste ihn aus 4 m Tiefe retten. Den Unfall hatte außer dem Kind niemand bemerkt, obwohl an diesem Tag viele tausend

Badegäste im Bad waren. Als ich den Jungen aus dem Becken an Land geholt hatte, war sofort klar, dass er reanimiert werden muss. Das war sehr eindrücklich für mich: Hunderte Badegäste befanden sich an diesem Becken, dessen Rand treppenartig wie in einem antiken Amphitheater aufstieg – und keiner kam mir in dieser Situation zur Hilfe. Nach einer gefühlten Ewigkeit, was aber wahrscheinlich nur 1 oder 2 min waren, kamen zunächst ein Badegast, der sich als Berufsfeuerwehrmann vorstellte und die Herzdruckmassage übernahm, dann meine Rettungsschwimmerkollegen. Seitdem beschäftigt mich die Frage, wie man Menschen ermutigen kann, in einer solchen Situation tätig zu werden.

Wann war Ihr erster Erste-Hilfe-Kurs?
Den hatte ich im Rahmen der Qualifizierung zu Rettungsschwimmer bei der DRLG. Das war aber kein EH-Kurs, wie er heute zum Erwerb der Fahrerlaubnis gemacht wird, das waren damals noch 32 h, also deutlich vertieft in den Inhalten und der Praxis.

Hätten Sie danach jemanden reanimieren können?
Als dieser Kurs bei mir „frisch" war, konnte ich Basismaßnahmen wie die Herzdruckmassage sicher anwenden. Wir haben das in der DLRG natürlich jedes Jahr aufgefrischt. Inzwischen weiß ich, dass die Vergessenskurve schon nach kurzer Zeit steil ansteigt, auch was die mechanische Performance angeht.

Ob heute jemand nach einem 9-stündigen EH-Kurs eine Druckmassage hinbekommt? Direkt danach denke ich schon, aber ohne regelmäßige praktische Auffrischung wird das „Können" bald nicht mehr gut genug sein und die Unsicherheit nimmt stark zu. Schon kurze Zeit nach dem Kurs fangen die Leute lieber erst gar nicht an, als etwas falsch zu machen; das höre ich jedenfalls oft in Gesprächen. So erkläre ich mir auch die unbefriedigende Laienreanimationsquote von rund 50 % in Deutschland. Dabei ist der einzige Fehler wirklich, nicht anzufangen.

Wie kamen Sie neben Ihrem Beruf zur Notfallmedizin?
Ich engagierte mich als Jugendlicher im örtlichen DRK in der Jugendarbeit und kam als Jugendleiter zum ersten Mal in Kontakt mit Erster Hilfe. Um den Job im Schwimmbad machen zu können, habe ich mich dann bei der DRLG zum Rettungsschwimmer ausbilden lassen. Als junger Erwachsener begann meine Faszination fürs Klettern mit einer gerade noch gut ausgegangenen Leichtsinnsaktion. Meine damalige Freundin schenkte mir daraufhin eine Kletterkurs, und ich war nicht nur Feuer und Flamme, sondern ab da auch mit Gurt, Seil und Sicherungspartner unterwegs. Und als ich

zu Beginn meines Studiums in Freiburg zufällig ein Fahrzeug der Bergwacht auf dem Münsterplatz sah, das dort für eine Höhenrettungsübung am Münster geparkt war, kam mir der Gedanke, ich könnte bei der Bergwacht etwas über behelfsmäßige Bergrettungstechniken lernen, was mir beim Klettern sicher einmal helfen würde (meinen haarsträubenden Einstieg in dieses Hobby hatte ich im Hinterkopf). Also meldete ich mich als Anwärter und absolvierte die technische und notfallmedizinische Ausbildung. Die Bergrettung hat mich sofort fasziniert und fordert mich mit ihrem umfangreichen Aufgabenfeld in der herausfordernden Verknüpfung von technischer Rettung mit Notfallmedizin bis heute. Ich kann mir kaum eine abwechslungsreichere und spannendere Aufgabe vorstellen. Aber es passt vor allem auch von den Leuten, der Kameradschaft her. Da sind Freundschaften fürs Leben entstanden. Sonst könnte man dieses extrem zeitaufwendige Ehrenamt in der Bergwacht nicht leisten.

Und wann hörten Sie das erste Mal von einem AED?
Das war im Rahmen der Bergwachtausbildung. Es wurde in unseren ärztlichen Fachkreisen diskutiert, die Bergwacht ebenfalls mit AEDs auszustatten und Geräte zu suchen, die die extremen Witterungsbedingungen in Bergrettungseinsätzen mitmachen.

Was ist ein AED überhaupt?
Ein AED (automatischer externer Defibrillator) ist ein medizinisches Gerät, das von Laien bedient werden kann und im Notfall darf und muss, selbst wenn sie noch nie dieses oder ein ähnliches Gerät gesehen haben. Die gute Nachricht ist: Es ist selbsterklärend und kinderleicht. Ein AED führt den Benutzer nach dem Einschalten immer mit Sprachansagen, bei neueren Geräten zum Teil auch mit Bildern oder kleinen Animationen im Display. In einfachen Piktogrammen wird gezeigt, wo am Patienten die Elektroden aufgeklebt werden.

Über diese Elektroden kann der AED den Herzrhythmus des Patienten analysieren und im Fall bestimmter Herzrhythmusstörungen einen dosierten Stromimpuls abgeben. In vielen Fällen schlägt das Herz dann selbst wieder im Rhythmus und pumpt daher effektiv.

Der Einsatz eines AEDs ist neben der Herzdruckmassage die wirkungsvollste Maßnahme, um einem Menschen mit Herz-Kreislauf-Stillstand ein folgenloses Überleben zu ermöglichen. Die gute Nachricht ist: Diese Geräte sind nicht teuer, sodass sie wirklich flächendeckend aufgehängt werden können. Die schlechte Nachricht ist: Für deren Einsatz gibt es nur ein kleines Zeitfenster. Trotz allem Nutzen von AEDs darf man nicht vergessen, dass die

Herzdruckmassage die wichtigste Maßnahme ist. Wenn man also allein mit dem Patienten ist, sollte man unbedingt die Herzdruckmassage übernehmen und den Patienten nicht verlassen, um einen AED zu holen.

Was ist der Unterschied zwischen einem AED und einem PAD?
AED ist erst einmal die Bezeichnung für die für Laien zugelassenen Defibrillatoren. Wird ein AED öffentlich zugänglich (engl. public access) aufgehängt, spricht man von einem PAD (public access defibrillator).

Was ist das bisherige Problem mit der Verfügbarkeit von AEDs?
In Deutschland kaufen Arztpraxen, Betriebe, Behörden, Vereine, Institutionen, teilweise auch Privatpersonen AEDs und hängen sie dann in ihren Räumen auf. Teilweise ist das vorgeschrieben. Aber so steht der AED nur im eigenen Betrieb zur Verfügung. Die Chance für einen Einsatz ist also verschwindend gering. Anders ist das in öffentlichen Gebäuden, die täglich von vielen Menschen betreten werden. Tatsächlich ereignen sich viele Herz-Kreislauf-Stillstände in einem engen Radius um existierende AEDs. In diesem Radius wohnen oder arbeiten oft sehr viele Menschen, und damit steigt die Wahrscheinlichkeit, dass der AED eingesetzt werden kann und ein Leben rettet, eklatant, wenn der AED gut verfügbar ist.

Zudem ereignen sich ca. 50 % der Herz-Kreislauf-Stillstände außerhalb von Geschäftsöffnungszeiten. Wir sehen die Einsätze in der Datenbank, sehen, welche AEDs grundsätzlich in unmittelbarer Nähe gewesen wären. Uns schreiben auch regelmäßig Ersthelfer an, die vor einer verschlossenen Türe standen, drinnen der gut sichtbar aufgehängte AED, und keine Chance hatten, diesen einzusetzen. Mir ging das selbst schon so – sogar an einer Rettungswache. Die Rettungskräfte waren im Einsatz, die Tür zu, der AED innerhalb des Gebäudes nur 5 m entfernt – aber für mich unerreichbar. Das ist eine Situation, die sich dringend ändern muss. Defibrillatoren müssen auch in Deutschland grundsätzlich an einer Fassade rund um die Uhr verfügbar gemacht werden.

Welche Probleme gibt es bei öffentlichen AEDs?
Es gibt objektive und „gefühlte" Probleme. Objektiv gibt es technische Unterschiede zwischen den AEDs unterschiedlicher Hersteller. Fatal ist es, wenn es Geräte sind, die für Laien nicht geeignet sind, etwa solche, die nach der Schockabgabe zu spät zur Wiederaufnahme der Herzdruckmassage anleiten oder ältere oder schlechte (preisgünstige) Geräte, die zu lange für die Analyse des vorliegenden Herzrhythmus oder zur Bereitstellung der Ladung brauchen.

Die Herzdruckmassage sollte möglichst nicht, aber auf jeden Fall nie länger als 10 s, unterbrochen werden – man spricht von der No-Flow-Time, also der Zeit ohne (Not-)Kreislauf. Jede Pause reduziert die Durchblutung der lebenswichtigen Organe – besonders das Gehirn ist sehr anfällig dafür.

Im Rettungsdienst finden solche Geräte keine Anwendung. Die Geräte für den öffentlichen Raum werden aber oft von Laien angeschafft, von Gemeindemitarbeitern oder Unternehmen ohne rettungsdienstliche Kenntnisse, die dann oft aufgrund des Preises eine Wahl treffen. Subjektive Probleme: Wer einen AED öffentlich zugänglich macht, hat berechtigte Sorge, dass er gestohlen oder zerstört wird. Die AEDs, die wir als Verein betreiben, werden über eine integrierte SIM-Karte überwacht; wir können sie auf den Meter genau orten. Wird die Box geöffnet und der AED entnommen, erhalten wir innerhalb von 5 s eine SMS und E-Mail-Benachrichtigung. Ich rufe dann die zugehörige Leitstelle an, ob ein Einsatz in diesem Bereich vorliegt. Falls nicht, frage ich einen Streifenwagen an, um zeitnah vor Ort nachzusehen. So konnten wir schon eine den Vandalismus begleitende Brandstiftung an einem Kiosk an einem abgelegenen Badesee feststellen, der von der Feuerwehr gelöscht werden konnte, bevor er auf die Gebäude übergriff.

Wie verbindet Ihr System Ersthelfende und öffentlich verfügbare AEDs?
Unser Lebensrettersystem alarmiert mithilfe eines intelligenten Algorithmus automatisiert über die Leitstellen Ersthelfer in unmittelbarer Umgebung von Herz-Kreislauf-Stillständen, wenn diese voraussichtlich vor dem Rettungsdienst eintreffen können. Dabei teilt der Einsatzleitrechner der Rettungsleitstelle den Ersthelfern, die sich als verfügbar rückmelden, je nach deren Standort und Verkehrsmittel (zu Fuß, mit dem Rad oder mit dem Auto) eine Rolle zu. Wer am schnellsten beim Patienten sein kann, wird über die Lebensretter-App direkt zum Notfallort gelotst. Sind mehrere Ersthelfer verfügbar, wird einer davon zum nächstgelegenen AED geschickt, der diesen dann zum Patienten bringt. Um das zu gewährleisten haben wir eine Datenbank angelegt, in der nur von uns verifizierte AED-Standorte aufgenommen werden. Unsere registrierten Ersthelfer oder die Betreiber melden uns, wenn AEDs nicht einsatzbereit sein sollten.

Mit den Daten der Einsätze der Rettungsleitstelle Freiburg aus 2020 haben wir eine wissenschaftliche Arbeit vorliegen, in der eine detaillierte Analyse der Orte vorgenommen wurde, an denen sich außerklinische Kreislaufstillstände ereignet haben, unter Berücksichtigung der AEDs in der Umgebung. Daraus ergeben sich strategisch wichtige Installationsorte, die wir gezielt erschließen können. An einer Stelle der Innenstadt gab es 2020 z. B. 25 Herz-Kreislauf-Stillstände, aber keinen AED.

Wo sind PADs sinnvoll?
Überall dort, wo eine gewisse Menge an Menschen wohnt/arbeitet/sich aufhält und generell an Sportstätten. Das stimmt auch mit den Forderungen der Fachgesellschaften, z. B. dem International Liaison Committee On Resuscitation (ILCOR) überein. Aus den Ergebnissen des Deutschen Reanimationsregisters entnehmen die Autoren die Forderung, PADs vermehrt in Wohnvierteln aufzuhängen. Gute Erfahrungen haben Nachbarländer mit der Faustformel „ein AED auf ca. 1000 Einwohner und spätestens ca. alle 600 m" gemacht. Dies ist aber pauschal verkürzt. Mit strategisch guten Standorten kann man recht große Bereiche abdecken, ausgehend von der Notwendigkeit, dass der AED innerhalb von 3–5 min am Patienten eingesetzt werden soll. Das sind zu Fuß dann vielleicht wenige hundert Meter, mit dem Rad oder Auto natürlich mehr. Wenn ich berate, bitte ich Entscheider, den Weg einmal zu rennen oder es sich zumindest vorzustellen, und dabei auf die Uhr zu schauen. Dabei kommen kleinere Abstände heraus, als wenn man das am Reißbrett auf der Karte plant.

Wer finanziert diese?
Manche Gemeinden oder Hilfsorganisationen haben AEDs angeschafft und sie öffentlich zugänglich gemacht, öffentliche Gebäude sind häufig mit AEDs ausgestattet. Meistens aber werden PADs über eine Mischung aus Spenden aus der Bevölkerung, Einzelspendern und Haushaltsmitteln der Gemeinden finanziert. Warnen möchte ich aber noch vor den vielen unseriösen Angeboten auf diesem Gebiet: Der AED-Markt ist extrem hart umkämpft. Hier lohnt es sich, genau nachzufragen, woher das Geld kommt, denn am Ende bezahlt immer jemand. Kunden werden teilweise mit angeblichen Rabatten oder sogar geschenkten AEDs geködert oder von klingenden Namen toller Stiftungen überzeugt. Am Ende der Laufzeit dieser Verträge müssen oft zigfach überzahlte AEDs wieder zurückgegeben werden. Solche Angebote sind weder finanziell noch medizinisch sinnvoll, und sie sind schon gar nicht in ein lebensrettendes System eingebunden. Da geht es nur um den Gewinn. Gegen diese unseriöse Praxis treten wir mit unseren Partnern an.

Welche Bedingungen benötigt ein Aufstellort?
Erstens muss er verkehrsgünstig liegen, sodass auch Ersthelfer mit dem Auto oder Rad den AED schnell einsammeln können. Und dann schnell zugänglich, also beispielsweise nicht im Betrieb oder im Schulgebäude, sondern am Eingang oder an der straßenseitigen Fassade. Wenn ein Ersthelfer erst mit dem Kassenpersonal, dem Wachschutz oder Hausmeister verhandeln muss, bekommt der Patient nicht die optimalen Chancen. Auch Aufbewahrungen

„im dritten Stock, Raum 314 (abgeschlossen), Schlüssel hat Frau Maier, die hat heute frei/ist in der Raucherpause etc." kennen wir dutzendfach. So wird der kleine Lebensretter zu teurem Elektroschrott, der irgendwo vor sich hin verstaubt und Unterhaltskosten aufwirft. Überspitz formuliert: Man kann den AED dann genauso gut im Keller vergraben.

Zweitens sollte der Installationsort schon aus großer Entfernung gut sichtbar sein, insbesondere in Dämmerung und Dunkelheit. Das bedeutet, dass er beleuchtet sein muss; idealerweise leuchtet die Aufbewahrungsbox des AEDs selbst. Ersthelfer sind im Stress, wenn sie einen AED holen sollen, egal wie professionell sie sind. Auch aufgrund der jeweiligen Verkehrssituation können so Risiken minimiert werden.

Drittens müssen sich diese Orte auch der Bevölkerung einprägen. Deshalb sind insbesondere Orte gut, mit denen die Bevölkerung jetzt schon „Sicherheit" verbindet, also z. B. die Außenfassaden von Feuerwehrgerätehäusern, Rettungswachen, Arztpraxen. Oder Orte, an denen man regelmäßig vorbeikommt wie Bushaltestellen oder SB-Schalterhallen von Banken.

Viertens: Um das Material möglichst lange zu erhalten, ist die Verschattung des Installationsortes wichtig. Und man sollte einen 230-V-Stromanschluss für die Beleuchtung und Beheizung der Box zur Verfügung haben.

Wie sieht es mit der Ausstattung der Polizei mit AED aus?
Die Polizei hat teilweise AEDs hinter ihren Schleusen in den Polizeirevieren. Diese sollten 24 h besetzt sein, aber auch hier zeigt sich in der Praxis, dass es zu lange dauert, den AED zu holen. Aus notfallmedizinischer Sicht müssten auch diese AEDs an den Fassaden der Polizeidienststellen angebracht sein. Erste Dienststellen setzen das schon um, was uns sehr freut.

Dann wäre es ein großer Schritt, wenn auch in Deutschland Streifenwagen konsequent mit AEDs ausgestattet würden. Die Kollegen trainieren seit Langem jedes Jahr die leitliniengerechte Reanimation – die können das! Die Position jedes Streifenwagens ist jederzeit bekannt, und bei einem Kreislaufstillstand in der Nähe könnten Polizisten zumindest den AED zuführen und die Herzdruckmassage beginnen. In der Schweiz und in Österreich läuft das schon sehr erfolgreich. Wo die Führungs- und Lagezentren der Polizei bereits mit den Integrierten Rettungsleitstellen vernetzt sind, ist das auch kein zusätzlicher technischer Aufwand. Natürlich sind Polizisten nicht immer sofort abkömmlich. Da aber die „Abwendung von Schaden für Leib und Leben" bei Herz-Kreislauf-Stillstand originäre Aufgabe der Polizei ist, wie auch eine Anfrage an den Wissenschaftlichen Dienst des Bundestages vom Ende 2021 nochmals eindeutig klargestellt hat, könnte die Aufnahme eines Sachschadens oder eine Zeugenaussage auch für eine lebensrettende Maßnahme unterbrochen werden – immer im Ermessen der Beamten vor Ort und der Polizeiführung. Wir treffen mit dieser Forderung bei der Polizei übrigens auf offene Ohren.

Wo und wie werden die Standorte der PADs gepflegt?
Es gibt schon lange Datenbanken und Kataster für einzelne Landkreise oder Bundesländer, aber diese sind selten aktuell und gepflegt und für Notfalleinsätze daher nicht nutzbar. Unser Verein führt daher eine eigene Datenbank, die Defi-Map, in der zur Übersicht möglichst alle AEDs eingepflegt werden. Das passiert pro Landkreis nach und nach und dauert eine gewisse Zeit, bis genug AEDs, die vor Ort verifiziert, fotografiert und – mit dem Betreiber abgestimmt – so eingepflegt sind, dass Ersthelfer dorthin geführt werden können. Aber nur so entsteht eine sehr verlässliche AED-Datenbank.

Können die Rettungsleitstellen diese abrufen?
Alle Rettungsleitstellen, die unser Lebensrettersystem installieren, bekommen Zugang zur Defi-Map. Damit kann ein Disponent in der Defi-Map den Einsatzort anklicken und bekommt den nächstgelegenen AED mit Entfernung angezeigt. Disponenten sind so in der Lage, nicht nur die exakte Position des AEDs, sondern auch 3 Vorschaubilder der Installationssituation und einen Beschreibungstext einzusehen, um z. B. weitere Helfer am Telefon zum AED zu führen, die nicht in unser Lebensrettersystem eingebunden sind.

Dies ist aber ein Zusatzaufwand für die Leitstellenmitarbeiter. Zum Glück sind es in 99 % der Fälle unsere registrierten Ersthelfer, die den AED zum Einsatzort bringen.

Welchen Arbeitsaufwand bedeutet diese Datenpflege?
Der AED muss mit exakter Lokalisation angelegt werden und wir pflegen 3 stark verkleinerte Vorschaubilder in den Datensatz ein: jeweilseines aus einer Entfernung von 1 m und 5 m sowie ein Bild von der gegenüberliegenden Straßenseite aus, das die Gesamtsituation verdeutlicht. Anfangs haben engagierte Rettungsdienstmitarbeiter im Dienstfrei diese Fotos gemacht. Inzwischen können alle Beteiligten über ein Webformular AEDs melden – in unserem Netzwerk helfen viele mit, die Datenbank zu füllen.

Erbringen Sie dies alles ehrenamtlich?
Ja.

Beschreiben Sie mir bitte Ihr Tätigkeitsfeld bei der „Region der Lebensretter".
Ich pflege die Defi-Map auf Admin-Level bundesweit, schule Kollegen und bin im First Level Support tätig. Zusätzlich laufen alle vom Verein betriebenen AEDs und deren „Vertriebsprozess" über mich. Ich berate Gemeinden, Betriebe und Vereine, die einen AED anschaffen oder ihren vorhandenen AED öffentlich zur Verfügung stellen wollen. Gleichzeitig richte ich den Verein im AED-Bereich strategisch aus, z. B. was Partnerschaften angeht.

Wo sehen Sie Probleme für die zukünftige Entwicklung in diesem Gebiet in Deutschland?
Auch in Deutschland können wir es schaffen, dass es den Normalfall darstellt, einen AED außen am Gebäude anzubringen. Aber das wird noch viele Installationen und viel Berichterstattung darüber bedürfen.

Wie oft werden Sie selbst als Helfender alarmiert?
Ich wohne in einem 10.000-Einwohner-Ort außerhalb von Freiburg. Hier ist ein Rettungswagen (RTW) stationiert. Wenn der im Einsatz gebunden ist, kommt das nächste Fahrzeug erst in 15–20 min. So komme ich im Schnitt auf 6–7 Alarme pro Jahr.

Erzählen Sie mir von Einsätzen, die Sie geprägt haben.
Meine erste Reanimation habe ich bereits beschrieben. Das war ein wesentlich prägenderes Ereignis in meinem Leben, als ich bis noch vor einigen Jahren gedacht hatte. Im Rahmen von Bergrettungseinsätzen hatte ich wenige weitere Reanimationen, sie waren allerdings immer frustran. An eine erinnere ich mich dennoch gerne. Als wir an einem eiskalten, strahlend sonnigen Wintertag zu einer laufenden Reanimation an eine der schönsten Wanderstrecken des Südschwarzwaldes gerufen wurden, war bereits klar, dass der Patient kaum Chancen haben wird. Viele Profis waren bereits im Einsatz, auch der Rettungshubschrauber war direkt neben dem Patienten gelandet. Daher kümmerte ich mich um die Ehefrau, erklärte ihr die Situation und kommentierte die Phasen, gleichzeitig besorgte ich ihr eine Decke und brachte sie etwas abseits. Die Reanimation wurde dann vom Notarzt beendet, man bedeckte den Leichnam, der Heli flog ab. Nun waren wir mit der Witwe allein. Ich brachte sie in den beheizten RTW, in dem wir fast 3 Stunden auf den Bestatter warten mussten, weil die Straßenverhältnisse sehr schwierig waren. In dieser Zeit führte ich ein Gespräch mit der Frau, das prägend war für alle meine weiteren Einsätze mit Angehörigen bis heute. Zum Abschied sagte sie mir, dass sie dank unseres Gesprächs für sich eine neue Perspektive finden konnte – von

einem katastrophalen Ereignis mit aufwühlenden Bildern hin zu einem immer noch schmerzlichen Verlust, aber getragen von der Schönheit des Ortes an diesem Wintertag.

Immer wieder staune ich über unsere Fähigkeit, auch extreme Verlust- und Leidenserfahrungen umzumünzen. Daher lege ich ein besonderes Augenmerk auf eine gute Betreuung von Patienten und Angehörigen, wo immer möglich. Das sollte Standard unseres Handelns im Rettungsdienst sein, aber manchmal gibt es nicht genügend Personal vor Ort, um Angehörige aufzufangen.

Was fühlen Sie nach so einem Einsatz?
Nach Reanimationseinsätzen bin ich noch kurz aufgewühlt, vor allem nachts, wenn ich aus dem Schlaf gerissen wurde. Dann fällt mir das „Herunterfahren" manchmal schwer, wenn es keine Ablenkungen gibt und die Gedanken wandern können. Tagsüber nehme ich mir nach belastenden Einsätzen kurz Zeit für mich, für einen Kaffee oder eine Dusche, teilweise machen wir im Team vor Ort noch Debriefings. Der Alltag fordert mich aber schnell wieder, und als Familienvater oder in meinem Beruf als Lehrer geht das Leben buchstäblich weiter. Die Klasse, die ich in die Obhut der Kollegin im Nachbarklassenzimmer gab, sehe ich ja bereits 30 min später wieder. Es gibt Reanimationen, die mich noch an den Folgetagen beschäftigen, manchmal rede ich mit meiner Frau über Einsätze, manchmal mit Rettungsdienstkollegen. Ich habe aber auch keinerlei Hemmschwelle, ein professionelles Gespräch im Rahmen der Psychosozialen Notfallversorgung (PSNV) zu suchen, wenn mich ein Einsatz nach längerer Zeit noch beschäftigt. Insgesamt denke ich aber, dass ich eine gute Balance zwischen Empathie, aktivem Verarbeiten und Abschluss finde.

Wie ist es, allein in so einer Situation anzukommen?
Das Eintreffen als Erster und das längere Arbeiten allein am Patienten bin ich mittlerweile gewohnt. Schwierig ist es nur dann, wenn in häuslichen Situationen viele Personen anwesend und alle emotional im Ausnahmezustand sind.

Beim Eintreffen: Wurde der Herz-Kreislauf-Stillstand von den Umstehenden in der Regel erkannt oder nicht erkannt?
In der Regel erkennen die Umstehenden zwar, dass es sich um eine (lebens-)bedrohliche Lage handelt, handeln aber planlos oder gar nicht, obwohl das Bekämpfen des Kreislaufstillstands nicht besonders komplex ist. Sogar Schulkinder schaffen eine effektive Herzdruckmassage. Es braucht in Deutschland eine breiter aufgestellte Aufklärung und mehr und regelmäßigere Schulungen. Wir sollten auch wie unsere Nachbarländer die Laienreanimation ver-

pflichtend in den Schulen unterrichten. Wo dies systematisch geschieht, zeigen sich hervorragende Ersthelferquoten.

Liegen die Patienten meistens in der stabilen Seitenlage?
Das kann ich aus meiner persönlichen Erfahrung nicht bestätigen. Viele liegen auf dem Rücken. Ich frage mich manchmal, ob bei bestimmten Patienten durch das Überstrecken des Kopfes und das Freimachen der Atemwege der Kreislaufstillstand hätte verhindert werden können. Die stabile Seitenlage sehe ich im Dienst häufig bei bewusstlosen Patienten, allerdings ohne Überstrecken des Kopfes. Damit ist sie wirkungslos. Das „Auf-die-Seite-Drehen" hat sich in den Köpfen tief verankert, dabei ist der lebensrettende Handgriff das Überstrecken des Kopfes.

Ganz wichtig ist es, zu prüfen, ob der Patient normal atmet. Häufig liegt eine sogenannte Schnappatmung vor, die ein Zeichen für einen Herz-Kreislauf-Stillstand darstellt. Ganz seltene (2–3-mal pro Minute) seufzerartige Atemzüge müssen in dem sofortigen Beginn der Wiederbelebung resultieren und nicht in der stabilen Seitenlage.

Wie bewahren Sie in solchen Momenten die Ruhe?
Ich bin im Tunnel, spule meine immer wieder einprogrammierte Routine ab, versuche mich auf den Patienten zu konzentrieren. Das gelingt mir in der Regel gut.

Und wenn es ein Kind ist?
Ich bin, seit ich vor 9 Jahren selbst zum ersten Mal Vater wurde, zum Glück nicht zu einer Reanimation von Kindern gekommen. Das wäre ein Ereignis, das mich sehr wahrscheinlich psychisch äußerst stark belasten würde. Ich glaube, das geht allen Einsatzkräften mit eigenen Kindern ähnlich. Hier würde ich nicht zögern, sofort im Anschluss ein Gespräch mit der PSNV zu suchen und mich professionell begleiten zu lassen.

Was bedeutet Sterben für Sie?
Sterben bedeutet für mich loszulassen. Das Akzeptieren der Endlichkeit des Lebens, dass man vielleicht nicht alles noch erreicht hat, was man sich vorgenommen hat, oder dass manches nicht so gekommen ist, wie man sich das gewünscht hat – und dass das okay ist. Wir sind alle nur Menschen und leben dieses Leben zum ersten Mal. Es gibt kein Drehbuch und keine Proben. Zugleich ist Sterben aber auch der Neuanfang in einem endlosen Kreislauf. So ist alles in allem enthalten, ein gigantisches, sich permanent veränderndes Netzwerk des Lebens. In dieser Erkenntnis liegt für mich Trost.

Hat Ihre Tätigkeit den Blick auf die Endlichkeit des Lebens verändert?
Im Angesicht des Todes relativieren sich viele Dinge, die Menschen für eminent wichtig halten. Die Sterbenden selbst können diese Erkenntnis nicht „mitnehmen", aber wir Umstehenden können unser „hektisches und wichtiges Treiben" ab und zu neu bewerten. Da hilft mir, dass ich tatsächlich beim Sterben anderer dabei bin, es miterleben kann. Ich glaube, dass es gesund ist, sich mit dem Thema Tod und Sterben auseinanderzusetzen. Das tun wir in unserer Gesellschaft sicherlich nicht hinreichend, wir marginalisieren auch Alter und Krankheit. Im Rettungsdienst mitarbeiten zu dürfen hilft mir, die berühmten „kleinen Dinge im Leben" sehr intensiv wahrzunehmen und auszukosten, und das bereichert mein Leben ungemein.

Kommen wir darauf zurück, dass Sie im Hauptberuf Lehrer sind. Wiederbelebung ist weiterhin kein Bestandteil der schulischen Ausbildung. Wie engagieren Sie sich hier, dass dieses Thema in die Schule kommt?
Zum Beispiel führe ich einmal im Jahr an meinem Schulzentrum ein Laienreanimationstraining im Rahmen der Initiative „Löwen retten Leben" des DRK durch und schule an einem Tag über 1000 Schülern in der Herzdruckmassage. Dabei nehme ich die Kollegen gleich mit, indem ich kurz vor diesem Event als Instruktor des Programms Lehrerfortbildungen zum Trainer anbiete. Nachdem die Schüler alle geschult sind, bleibt der Aufbau in der Turnhalle oder auf dem Sportplatz noch nachmittags für die Bevölkerung stehen. Da kommen jedes Jahr viele Menschen zum Auffrischen der Praxis, denn das geht ganz schnell.

Einmal im Jahr machen wir ein paar Minuten Herzdruckmassage mit dem gesamten Kollegium vor einer Konferenz, quasi als Warm-up. Und zu festen, wöchentlichen Terminen können zwei beliebige Personen des Schulzentrums in einer 20-minütigen Pause an einer Kurzschulung an hochwertigen Puppen und mit einem AED-Trainingsgerät teilnehmen. Da kommen auch Lehrer vorbei, manchmal gemischte Teams, Schüler und Kollegen – das ist toll.

Wo es geht, unterstütze ich die örtlichen Hilfsorganisationen bei der Etablierung der Breitenausbildung im Bereich Wiederbelebung, vor allem mit hochwertigem Schulungsmaterial wie Reanimationspuppen mit Feedback-Funktion und Trainings-AEDs, die ich in lokalen Ausbildungsmaterial-Pools organisiere.

Wie ist Ihre Erfahrung bei den Unterweisungen der Schüler?
Kinder haben keine Berührungsängste mit dem Thema. Sie verstehen die Relevanz und sind kompetente Lerner. Ich erlebe extrem selten, dass jemand „keinen Bock" hat, zu üben. Die Technik haben die sehr schnell drauf, und

bei den Schulsanitätern, die das sehr regelmäßig auffrischen, sind auch die Abläufe richtig gut.

Was macht Sie stolz, wenn Sie auf Ihr ehrenamtliches Engagement blicken?
Wenn ich sehe, was sich in wenigen Jahren unter dem Banner von „Region der Lebensretter" entwickelt hat, macht mich das sehr glücklich und auch stolz. Da stecken unzählige Stunden meiner Freizeit drin, auch Zeit, die ich „von meiner Familie" abgezwackt habe. Aber grundsätzlich ist mein Engagement auch etwas, das mir sehr viel zurückgibt. Das ist also auf jeden Fall eine Win-win-Situation.

Wie sieht für Sie die Erstversorgung der Zukunft aus?
Ich bin bei diesem Thema kein Profi und nicht so tief in der Materie drin, aber das Konzept des Gemeindenotfallsanitäters, um einerseits ressourcenschonend zu arbeiten und andererseits in der Fläche schneller hoch qualifizierte Hilfe vor Ort zu haben, klingt für mich nach einer guten Entwicklung.

Helfer-vor-Ort-Systeme können ein fester Bestandteil der Rettungskette sein, wobei ich hier die georeferenzierte Alarmierung relevant finde. Die Alarmierung einer gesamten Einheit per Meldeempfänger, weil keiner weiß, wer gerade wo steckt, um 1–3 Personen in den Einsatz zu bringen, hat für mich für den Normalfall ausgedient. Die Technologie ist mit den Smartphones im Alltag angekommen, und wir können sie nutzen. Ich sehe spannende Perspektiven im Bereich Telemedizin, z. B. den Telenotarzt oder die Vernetzung aller beteiligen in Echtzeit in 5G. Da nehmen wir als Verein an einer Pilotstudie teil, die sehr spannende Fragestellungen untersucht.

Vita
Thomas Steuber, geb. 1977. Ehrenamtliche Tätigkeit in JRK und DLRG seit 1993. Zivildienst im DRK in der individuellen Schwerstbehindertenbetreuung und bei den Mobilen Sozialen Hilfsdiensten. Seit 1998 Bergretter in der Bergwacht Schwarzwald e. V., diverse Zusatzqualifikationen, Ausbildertätigkeit, zuletzt Einsatzleiter vom Dienst für drei Landkreise. 1998 bis 2003 Studium der Germanistik und Anglistik an der Albert-Ludwigs-Universität Freiburg, berufsbegleitenden Ausbildung zum Natursport- und Erlebnispädagogen. 2003 Wechsel auf Englisch und Deutsch auf Lehramt Sekundarstufe I an der Pädagogischen Hochschule Freiburg, Referendariat 2006/07. Realschullehrer im Dreisamtal bei Freiburg.
Kontakt: E-Mail: thomas.steuber@regionderlebensretter.de.

14

Interview mit dem Risikoforscher Prof. Dr. rer. pol. Ortwin Renn

Herr Prof. Renn, Sie sind Risikoforscher. Muss man dafür besonders risikoaffin sein?
Nein, ich gehöre selbst eher zu den vorsichtigen Zeitgenossen, die riskanten Situationen lieber ausweichen. Allerdings ist es für einen Risikoforscher unerlässlich, dass er dieses Thema interessant und spannend findet.

Was ist eigentlich die Bedeutung von Risiko?
Unter dem Begriff „Risiko" verstehen wir die Möglichkeit eines Schadens als Folge einer Handlung oder eines Ereignisses.

Ist das Risiko ein konstitutives Element der Welt?
Die Möglichkeit, dass unsere Handlungen oder Ereignisse (wie etwa Naturgefahren) einen Schaden auslösen können, ist konstitutiv für unsere Wirklichkeit. Man kann risikoarm leben, aber niemals ohne Risiko.

Was wäre eine Welt ohne Risiko
In einer solchen Welt wäre alles vorbestimmt und wir Menschen wüssten auch genau, welche Folgen unsere Handlungen jeweils hätten. Damit würde aber auch die Freiheit von Menschen, zwischen verschiedenen Handlungsoptionen auszuwählen, obsolet. Risiko gehört also zu den wesentlichen Existenzbedingungen des Menschseins.

Was ist das Gegenteil von Risiko?
Das Gegenteil von Risiko ist Chance, da geht es um die Möglichkeit eines Nutzens als Folge einer Handlung oder eines Ereignisses.

Was bedeutet für Sie Risikokompetenz?
Risikokompetenz beschreibt die Fähigkeit, auf der Basis des vorhandenen Wissens die Wahrscheinlichkeit und das Ausmaß der Konsequenzen möglicher Handlungsoptionen und drohender Ereignisse so genau wie möglich abschätzen zu können und auf dieser Basis zu einem rationalen (ausgewogenen) Urteil zu gelangen.

Wie kann man diese Kompetenz lernen?
Zu dieser Kompetenz gehört zum einen ein Grundverständnis statistischer Aussagen und zum anderen ein geschultes Urteilsvermögen, um mögliche Risiken und Chancen gegeneinander abzuwägen.

Gibt es eine Matrix, an der man Risiken einschätzen kann?
In der Regel werden Risiken nach dem Grad des Schadensausmaßes und der Wahrscheinlichkeit des Schadenseintritts eingeordnet. Dies kann sowohl quantitativ als auch qualitativ im Sinne von mehr oder weniger erfolgen. Sehr beliebt in der Praxis ist eine Neun-Felder-Matrix, die für die beiden Komponenten Wahrscheinlichkeit und Ausmaß die Unterscheidung in gering, mittel und groß vorsieht.

In welcher Beziehung stehen Risikobewusstsein und Framing, beispielsweise in den Medien?
Die beiden Komponenten Wahrscheinlichkeit und Ausmaß sind oft im Voraus nicht genau zu bestimmen, sondern beruhen häufig auf Schätzwerten. Je nach Sichtweise und Wissensstand kann daher die Abschätzung anders ausfallen. Auch die eigene Einschätzung des Kontextes und die Einstellung zu den jeweiligen Risikoquellen kann die Abschätzung des Risikos positiv oder negativ beeinflussen. Daher gibt es bei vielen Risiken eine Vielzahl von Abschätzungen, die sich auch widersprechen können. Solche Widersprüche können zum Teil auf mangelndes Wissen, Interessengebundenheit oder auch auf Wunschdenken zurückzuführen sein, allerdings gibt es eine Vielzahl von legitimen Abschätzungen, die alle plausibel und mit dem vorliegenden Wissen kompatibel sein können. Sie spiegeln dann unterschiedlichen Blickwinkel oder verschiedene Annahmen wider. Pluralität in der Risikoforschung ist also kein Ausdruck von wissenschaftlicher Schwäche, sondern eine Folge der Komplexität der Bewertungssituation.

Was bewirkt das Risikonarrativ?
Viele Menschen haben Schwierigkeiten damit, die abstrakten Komponenten Wahrscheinlichkeit und Schadensausmaß mit einer konkreten Bedrohung in Verbindung zu bringen. Für die Kommunikation mit der allgemeinen Öffentlichkeit ist es daher sinnvoll und notwendig, die abstrakten Modelle der Risikoabschätzung in eine Erzählform zu bringen, die für die Menschen plausibel und nachvollziehbar ist.

Ist Risiko damit auch ein Werkzeug der Öffentlichkeit?
Bei der Kommunikation über Gefahrensituationen sind Aussagen über Risiken und Chancen immer auch Werkzeuge in der öffentlichen Debatte, um Entscheidungen in dem einen oder anderen Sinne zu beeinflussen. Je nachdem, wie Risiken in einen Kontext eingebunden werden, können Sie als hoch oder niedrig, als akzeptabel oder inakzeptabel erscheinen. Daher eignen sich Kommunikationsinhalte über Risiken als Ankerpunkte in gesellschaftlichen Diskursen und Debatten, selbst wenn sie oft nicht objektiv im Voraus zu bestimmen sind.

Wann war ihr letzter Erste-Hilfe-Kurs?
Das liegt schon etwa 10 Jahre zurück

Was fühlen Sie, wenn Sie an Erste Hilfe denken?
Zunächst einmal bin ich froh, dass man in kritischen Fällen Menschen helfen kann, bevor professionelle Hilfe eintrifft. Zum anderen ist es auch ein Zeichen der Solidarität, dass wir bereit sind, Zeit für die Ausbildung in Erster Hilfe zu investieren, um anderen Menschen zur Seite zu stehen, wenn sie diese Hilfe benötigen.

Welche Risiken würden Ihnen spontan hinsichtlich Erster Hilfe einfallen?
Vor allem Opfer von Unfällen, aber auch von Kreislaufkollaps, Herzinfarkten oder anderen Herz-Kreislauf-Erkrankungen.

Haben Sie schon mal Erste Hilfe geleistet?
Ja, das ist aber schon einige Jahre her.

Gab es da ein Risiko?
Ich glaube, nicht, da es sich nur um die Versorgung einer Wunde gehandelt hat.

Fühlen Sie sich imstande, einen Menschen zu reanimieren?
Ich weiß, wie man vorgehen muss, um einen Menschen zu reanimieren, ich habe es aber selbst noch nie durchgeführt.

Wenn nein, warum nicht?
Mir fehlt noch die Erfahrung, allerdings würde ich es auf jeden Fall versuchen.

Wie würden Sie Risiken in der Ersten Hilfe rational begegnen?
Durch mehr Training, Übung und Auffrischungs-Workshops.

Und emotional?
Durch Erzählungen über erfolgreiche Einsätze, bei denen Menschen durch den beherzten Einsatz von Mitmenschen gerettet worden sind.

Was bedeutet Sterben für Sie?
Sterben ist das Ende des Lebens, so wie wir es auf der Erde kennen.

Kann Sterben überhaupt ein Risiko sein?
Nein, denn trotz aller Fortschritten in der Medizin bleibt die Gewissheit, dass jeder Mensch sterben muss. Damit ist Sterben kein Risiko, sondern eine sichere Erwartung. Allerdings können wir das Risiko, vorzeitig zu sterben, durch entsprechende Maßnahmen beeinflussen.

Und wenn ja, für wen?
Die Gewissheit des Todes gilt für alle. Die Möglichkeit, den Zeitpunkt des Todes möglichst weit hinauszuschieben, gilt ebenfalls für (fast) alle Menschen. Aber nicht alle haben die Ressourcen, diese Möglichkeit zu nutzen.

Menschen fahren ohne einen Gedanken auf die Autobahn, aber scheuen die lebensrettende Reanimation eines Menschen. Warum?
Menschen haben in der Regel sehr viel Erfahrung mit Autofahrten auf der Autobahn, selbst wenn dies mit einem Unfallrisiko verbunden ist. Dagegen haben die wenigsten Erfahrung mit der lebensrettenden Reanimation eines Menschen. Je weniger Erfahrung man mit einer Aktivität hat, desto eher scheut man sich davor, diese auszuüben, da ein Fehlverhalten katastrophale Konsequenzen für den betroffenen Menschen in Not haben kann.

Scheuen wir mehr ein emotionales Risiko des etwaigen Scheiterns (und damit ggf. ein Gefühl der Schuld) als das tatsächliche Risiko, dass Menschen ohne unser Zutun keine Überlebenschancen haben?

In der Tat verbinden die meisten Menschen weniger Schuldgefühle mit der Unterlassung von Handlungen als mit der Durchführung einer Handlung, die einen großen Schaden hervorrufen könnte. Wichtig wäre es aber, in der Kommunikation zu betonen, dass in diesen kritischen Situationen auch der Versuch der Reanimation immer noch besser ist, als keine Handlung auszuführen.

Ist das Risiko also hier eine Metapher für die Abwehr etwaiger Schuld?
Der Ausdruck „Metapher" erscheint in diesem Zusammenhang wenig sinnvoll und hilfreich. Sowohl bei Unterlassungen als auch bei Handlungen werden jeweils spezifische Risiken ausgelöst. Es geht also immer um einen Risiko-Risiko-Vergleich, nicht um einen Vergleich zwischen einer riskanten und einer nicht riskanten Situation.

Muss ein Risiko planbar sein, um es beherrschen zu wollen?
Nein, wir beherrschen auch viele Risiken, deren kausale Struktur wir nicht verstehen, auf der Basis von Routinen und Erfahrungen.

Kann ein Erlebnisrisiko auch längst vergessener Kompetenz hervorrufen?
Das Erleben von Risiken kann Handlungsroutinen neu beleben, die man einmal gespeichert, aber dann nicht mehr angewandt hat.

Menschen haben vor Narrativen wie „die Rippen bohren sich in die Lungen", „man reanimiert jemanden, ohne dass dieser wieder belebt werden muss" mehr Angst als vor sachlichen Erklärungen, dass diese Aussagen kompletter Unsinn sind. Woher kommt diese verschobene Akzeptanz des offensichtlich Falschen?
Ich bin mir nicht sicher, ob diese Narrative wirklich so stark im Bewusstsein der meisten Menschen verankert sind. Bei der Reanimation liegt wohl eher das Narrativ vor, dass man sich selbst als nicht kompetent genug fühlt, um in einer kritischen Situation Hilfe zu leisten. Natürlich mag es auch falsche Vorstellungen geben, aber ich glaube nicht, dass diese besonders handlungswirksam sind. Aber ich kann mich hier auch irren, da ich die empirischen Studien zu den Narrativen der Reanimation nicht kenne.

Die eben erwähnten Narrative werden, völlig unverständlich, auch gern von Lehrenden erzählt. Birgt das erzählte, fiktive Risiko auch einen gewissen Eros?
In diesem Zusammenhang halte ich den Begriff „Eros" für abwegig. Es könnte sein, dass diese Narrative besonders plausibel erscheinen und sie deshalb auch

von Lehrenden benutzt werden. Möglich ist aber auch, dass manche Lehrenden drastische Beispiele benötigen, um auf die Notwendigkeit der Reanimation hinzuweisen und dabei auch auf Falschaussagen zurückgreifen.

Wie sollte das Thema Risiko in Erste-Hilfe-Kursen gelehrt werden?
Zentral für Erste-Hilfe-Kurse ist aus meiner Sicht weniger die theoretische Einordnung von Risiko, Chance oder anderen abstrakten Begriffen als vielmehr die konkrete Einübung von Routinen und Praktiken, um Menschen in Notsituationen zu helfen. Je öfter und intensiver man mit den Menschen übt, desto selbstverständlicher wird es, dass diese Personen dann auch in den Krisensituationen auf die entsprechenden Praktiken zurückgreifen.

Wie gehen Sie ganz persönlich ein Risiko an?
Das kommt ganz darauf an, um was für ein Risiko es sich handelt. Wenn ich mit dem Risiko einen hohen Nutzen verbinde, dann werde ich versuchen, das Risiko zu begrenzen, aber dennoch diese Handlung auszuführen. Bin ich dagegen der Überzeugung, dass das Risiko mit keinem nennenswerten Nutzen verbunden ist, so würde ich die Handlung unterlassen.

Und wenn es nicht im Verlauf, sondern spontan sich Ihnen „an den Hals wirft"?
Wenn ich plötzlich mit einem Risiko konfrontiert bin und wenig Zeit zur Entscheidung habe, versuche ich, auf die Routinen auszuweichen, die in der Vergangenheit in solchen Situationen Erfolg versprechend waren. Dann verbleibt nur die Hoffnung, dass es auch in dem vorliegenden Fall hilft.

Prof. Renn, was ist Ihr liebstes Risiko?
Zu leben!

Vita
Prof. Dr. rer. pol. Ortwin Renn, geb. 1951 in Schmidtheim (Eifel), Studium der Volkswirtschaftslehre, Soziologie und Sozialpsychologie an der Universität Köln. 2016–2022 Wissenschaftlicher Direktor am Institut für Transformative Nachhaltigkeitsforschung (*Institute for Advanced Sustainability Studies,* IASS) in Potsdam und bis März 2021 Professor für Umwelt- und Techniksoziologie an der Universität Stuttgart, Wissenschaftlicher Leiter des gemeinnützigen Forschungsinstituts Dialogik gGmbH zur Erforschung und Umsetzung innovativer Formen der Wissenschaftskommunikation und Parti-

zipation. Tätigkeiten als Wissenschaftler und Hochschullehrer in Deutschland, den USA und der Schweiz. Auszeichnungen: u. a. Bundesverdienstkreuz erster Klasse, Ehrendoktor der Eidgenössische Technische Hochschule (ETH) Zürich und der Mid-Sweden University sowie eine Ehrenprofessur der Technischen Universität (TU) München.

Kontakt: E-Mail: ortwin.renn@rifs-potsdam.de

15

Interview mit der ehemaligen Schulsanitäterin Kea Metje

Frau Metje, wie alt waren Sie, als Sie einem Mitschüler das Leben retteten?
Ich war zur Zeit der Reanimation 16 Jahre alt.

Kannten Sie damals schon die Angst vor dem Tod?
Eine wirkliche Angst vorm Tod gab es bei mir nicht, ein gewisses Maß an Realismus definitiv. Allerdings habe ich nie wirklich erwartet, so zeitnah damit konfrontiert zu werden, wie schnell und wie unverhofft der Tod einem begegnenkann.

Sie waren zu der Zeit Schülerin und Schulsanitäterin. Waren Sie gut trainiert in Reanimation?
Ich war ab meinem 9. Lebensjahr im Jugendrotkreuz (JRK) aktiv und komme aus einer Familie, in der fast jeder bei der Feuerwehr war. Ich habe mich erst später dazu entschlossen dem Schulsanitätsdienst beizutreten. Ich habe schon sehr früh und sehr spielerisch die Laienreanimation gelernt und dieses Wissen und Können immer weiter vertieft.

Welche Sorge hatten Sie hinsichtlich einer Reanimation?
Wirkliche Sorgen hinsichtlich einer Reanimation gab es bei mir nie. Ich wusste, was ich im Falle der Fälle machen muss. Allerdings habe ich immer „erwartet", dass beim Einkaufen mal ein älterer Herr umkippt, und nicht, dass meine erste Reanimation an einem Kind stattfinden wird.

Wie verlief Ihr Morgen an dem besagten Tag?
Ich hatte ganz normal Schule und befand mich in meiner Pause, als ich durch Zufall mitbekam, dass Freunde des betroffenen Schülers im Sekretariat um Hilfe ersuchten.

Erinnern Sie sich noch an das Wetter?
Das Wetter war für einen Januar recht schön, sehr klar, hell, aber kühl. Ich weiß noch, dass der Betroffene bei der Reanimation nur einen Pullover zum Fußball spielen trug und ich mir später die Hände an einem Kaffeebecher einer Lehrerin gewärmt habe.

Beschreiben Sie mir den Moment, als Sie auf die Situation aufmerksam wurden. Was haben Sie wahrgenommen und was spielte sich in Ihrer Gefühlswelt ab?
Ich hatte gerade Schulpause, als ich mich im Gebäude des Sekretariats aufhielt. Ich bekam mit, dass andere Schüler ins Sekretariat liefen und dort um Hilfe baten. Ich schnappte ein paar Wortfetzen auf, die mich sofort alarmierten: „Er ist zusammengebrochen", „Soccercourt" und „Ich glaube, er hat einen Herzfehler". Eine Art Automatismus begann und mein Kopf hat ausgeschaltet. Ich fühlte nur noch Adrenalin. Ich rief sofort einer Mitschülerin, die sich gerade im Sanitätsraum auf demselben Flur befand, zu, dass sie sofort mit unserer Notfalltasche vom Schulsanitätsdienst zum Soccercourt kommen soll.

Welche Situation haben Sie vorgefunden?
Ich wartete nicht, sondern lief sofort über den gesamten Schulhof zu unserem Soccercourt und fand den Schüler bereits in stabiler Seitenlage am Boden liegen. Er war im Fußballtor zusammengebrochen.

Wie haben sich die Lehrer verhalten?
Ein Lehrer, der Pausenaufsicht hatte, hatte ihn in die Seitenlage gelegt, um ein Ersticken zu verhindern. Des Weiteren kümmerte er sich um die selbstverständlich verängstigten und neugierigen Mitschüler und räumte den Teil des Pausenhofs.

Wie haben sich die anderen Schüler verhalten?
Die Mitschüler die im Sekretariat nach Hilfe gefragt hatten, verfolgten aufgeregt die Szenerie, die sich am Ort, an dem der betroffene Schüler am Boden lag, abspielte. Sehr schnell folgten sie den Anweisungen des Lehrers, der bemüht war, alle Schüler zurück in die Klassen zuschicken. Ich weiß, dass die

Klassenkameraden des Betroffenen kurz darauf gemeinsam von einem Kriseninterventionsteam betreut wurden. Viele seiner Freunde waren bei dem Vorfall direkt involviert.

Was haben Sie bei der Auffindesituation gedacht?
Als ich mich zu dem Schüler kniete, fielen mir sofort seine helle Haut, die starr geöffneten blauen Augen und die blauen Lippen auf.

Welche Maßnahmen haben Sie ergriffen?
Ich versuchte zwar noch, einen Puls zu finden, aber mir war sofort klar, dass ich keinen mehr ertasten würde. Ich startete sofort die Herzdruckmassage.

Was geschah dann?
Kurz nach mir traf meine Mitschülerin ein und begann mit der Mund-zu-Mund-Beatmung, um dann die Beatmung mit einem Beatmungsbeutel fortzuführen. Vieles geschah während der Reanimation um uns herum. Ich weiß noch, dass eine Lehrerin neben uns saß und die Herzdruckmassage mitzählte. Andere riefen mehrfach den Notruf an, um dort mitzuteilen, dass der Schüler nicht nur bewusstlos ist, sondern auch reanimiert wird. Die Mutter des Schülers wurde verständigt. Nach ca. 10 min traf der Rettungsdienst ein und brachte ihn sofort in den Rettungswagen. Die Reanimation wurde dann noch einige Zeit fortgesetzt. Kurz darauf traf die völlig aufgelöste Mutter des Jungen ein, ein paar Minuten später der Notarzt. Es war ein bedrückter Trubel. Es wurde telefoniert, getröstet. Es herrschte eine ohnmächtige Betroffenheit, die gar nicht so still war. Das Kinderkrankenhaus, in dem der Schüler bereits Patient gewesen war, wurde informiert. Es passierten gefühlt hundert Dinge gleichzeitig. Ich erinnere mich, wie eine Lehrerin, die den betroffenen Schüler und seine Mutter von der Nachhilfe kannte, versuchte, diese zu trösten. Es waren unendliche Minuten, in denen nicht klar war, was passierte. Man sah den Rettungswagen wackeln, konnte erahnen, wie hart dort drin gearbeitet wurde. Es war beinahe erlösend, als die Info von den Rettungskräften kam, dass sie sofort nach Sankt Augustin ins Kinderkrankenhaus fahren würden. Die Situation löste sich auf. Der Rettungswagen fuhr vom Schulhof, die Mutter hinterher. Die Lehrer und wir gingen über den Pausenhof zum Sekretariatsgebäude. Inzwischen war die Pause lange vorbei, der Hof war, bis auf die kleine Traube von Menschen, völlig leer.
Kurz darauf verließ ich die Situation und rief meine Mutter an. „Es ist etwas Schlimmes passiert …", ich kam gar nicht weiter, denn ich weinte los. Ich musste meine Mutter beruhigen, dass mir und meinem kleinen Bruder nichts passiert war, der auch auf diese Schule ging. Allerdings war das, was gerade ge-

schehen war, kaum weniger belastend. Meine Mutter holte mich sofort von der Schule ab und fuhr mit mir zum Kinderarzt. Ich stand unter Schock. Ich lachte und weinte gleichzeitig. Ich wusste nicht, was gerade passiert war. Ich saß beim Kinderarzt, als ein Anruf der Schule kam, dass ich bitte zurückkommen solle. Das Kriseninterventionsteam möchte mit mir sprechen. Als ich kurz darauf gemeinsam mit meiner Mutter über den großen Schulhof lief, standen mehrere Fahrzeuge auf dem Schulhof. Ich dachte, er sei tot. Darauf folgten Gespräche mit Lehrern und dem Kriseninterventionsteam. Die Klasse desbetroffenen Schülers wurde betreut. Sämtliche Lehrer wurden über Lautsprechanlage ins Verwaltungsgebäude gerufen und dort über den Vorfall informiert.

Wie ist es, einem Menschen den Brustkorb einzudrücken?
Es war alles ein Automatismus. Ich habe in der Situation nicht nachgedacht. Mein Körper hat komplett auf Funktionieren geschaltet. Ich glaube, ich kann mich aktiv nicht mehr daran erinnern. Ich weiß, dass es anstrengend gewesen sein muss. Aber ich habe keine Anstrengung gespürt. Mein Adrenalin hat die Reanimation für mich übernommen.

Sind Rippen gebrochen?
Bei dem Jungen sind keine Rippen gebrochen. Aber das mag wohl daran liegen, dass er noch so jung war und seine Knochen noch so elastisch waren.

Wie war der weitere Verlauf?
Ich stand sehr unter Schock, meine Mutter hat von mir alle Details erfahren. Ich war überwältigt von meinen Gefühlen und wusste nicht, was ich mit mir und meinen Emotionen anfangen soll. Wir saßen gemeinsam im Wohnzimmer. Es war an dem Abend, da bekam ich von dem großem Bruder des betroffenen Schülers eine Facebook-Nachricht. Ich kannte ihn nicht persönlich, wir gingen aber auf dieselbe Schule. „Hallo, ich habe gehört, dass du meinem Bruder das Leben gerettet hast. Ich danke dir! Ohne dich wäre er jetzt nicht mehr. Vielen, vielen Dank!" Ich war aufgelöst, erleichtert, überfordert. Aber glücklich.

Wie war es, den Mitschüler das erste Mal wiederzutreffen?
Ich schrieb ab da nur mit dem großen Bruder meines Mitschülers. Wir machten kurze Zeit später ein Treffen in der Kinderklinik aus, in der er noch im künstlichen Koma auf der Intensivstation lag. Meine Mutter begleitete mich. Als ich die Klinik betrat, wurde ich quasi erdrückt. Die Mutter des Jungen überrannte mich, erdrückte mich in einer festen und sehr tränenreichen Um-

armung. So langsam verstand ich, dass ich ihrem Kind das Leben gerettet hatte. Wir redeten viel, besuchten ihn. Er war nicht ansprechbar, und allerhand Schläuche kamen aus ihm heraus. Ich war darauf vorbereitet, welcher Anblick mich erwarten würde, aber es war trotzdem ein komisches Gefühl.

Haben Sie heute noch Kontakt?
Vor allem seine Mutter und ich haben viel und lange Kontakt gehabt. Für den betroffenen Schüler war das alles verständlicherweise sehr belastend. Keiner wusste, wie man mit dieser Situation umgehen sollte, wir waren alle überfordert. Ich habe viele Grüße wie Fotos, aus der Reha von ihm und seiner Mutter erhalten, wir sind Eis essen gegangen u. Ä. Nach einiger Zeit wurde der Kontakt weniger, sporadisch sieht man sich aber noch. Ich wohne inzwischen sehr weit weg. DerBetroffene ist kein junger Schüler mehr, sondern mittlerweile ein erwachsener Mann.

Wie ging es Ihnen hinterher?
Ich würde sagen, ich war überfordert. Lange Zeit musste ich beim kleinsten Gedanken an diesen Tag weinen. Aber nicht aus Trauer oder Angst, ich war schlichtweg überfordert. Aber ich bin stolz, unendlich dankbar für den großartigen Verlauf, über die Chance, ein Leben gerettet zu haben. Ich bin glücklich.

Was fühlen Sie heute, wenn Sie an die Situation denken?
Wenn ich nun, Jahre später, alles Revue passieren lasse, war diese Reanimation wohl das bisher ergreifendste Ereignis meines Lebens. Ich danke vor allem Professor Böttiger und der Uniklinik Köln, dass ich bei der Durchsetzung des Wiederbelebungsunterrichts an Schulen mitwirken durfte. Die Laienreanimation ist für mich eine Herzensangelegenheit. Ich bin froh, dass ich bereits als Kind gelernt habe, wie einfach es ist, ein Leben zu retten. Das alles hat dazu beigetragen, viel wacher durch das Leben zu gehen. So ein Notfall kann immer und überall passieren. Ich bin froh, zu wissen, wie ich handeln kann, und vor allem erlebt zu haben, dass mein tatkräftiges Eingreifen ein Leben gerettet hat. Ich wurde sehr darin bestärkt, dass mein Sinn für Hilfsbereitschaft gegenüber Mitmenschen genau richtig ist.

Hat Ihr damaliges Lebensalter die Eingriffscourage beeinflusst?
Für mich hat mein Alter nie eine Rolle gespielt. Ich war schon sehr früh sehr selbstbewusst im Umgang mit Erster Hilfe. Leider ist die Eingriffscourage oft ein großes Problem. Ich finde man sollte, egal wie alt man ist, immer als Beispiel voran gehen. Natürlich gab es bestimmt „Erwachsene", die komisch

schauten, wenn man als Kind oder Teenager aktiv Erste Hilfe geleistet hat, aber ich denke, dass genau dieses Verwundern in den Köpfen der Punkt ist, der zum Umdenken bewegt. Ich freue mich sehr, wenn ich sehe, wie viel Spaß Kinder beim Lernen und Üben von Erste-Hilfe-Maßnahmen haben. Natürlich hofft man immer, dass dies nur Theorie bleibt, aber je besser und je früher man lernt, wie man helfen kann, desto automatischer und selbstverständlicher ist es, zu helfen.

Haben Sie seitdem nochmals reanimiert?
Im Rahmen der Sanitätsausbildung konnte ich im praktischen Teil bei mehreren 24-h-Diensten auf einem Rettungswagen hospitieren. In diesem Rahmen kam es auch zu Reanimationen, bei denen ich unterstützend mitwirken konnte. Dazu möchte ich mich an dieser Stelle nicht weiter äußern, aber betonen, dass die Laienreanimation essenziell für einen positiven Verlauf ist.

Was bedeutet Erste Hilfe für Ihr Leben?
Ich bin inzwischen zwar nicht mehr aktiv im Sanitätsdienst tätig, habe aber regelmäßig die Chance, beruflich die neusten Erkenntnisse der Ersten Hilfe zu erlernen und vermittelt zu bekommen. Es wird immer ein großer und selbstverständlicher Teil meines Lebens bleiben.

Hat dieser Tag Ihr Leben verändert und wenn ja wie?
Ich konnte viel Kraft aus diesem Vorfall mitnehmen. Ich habe sehr darunter gelitten, dass mein Hobby Erste Hilfe von meinen Mitschülernimmer nur negativ abgetan worden war. Nach dem Vorfall ist in meinem Umfeld eine sehr große Akzeptanz entstanden, die mir gezeigt hat, dass dies der richtige Weg für mich ist. Ich habe ab diesem Zeitpunkt Wertschätzung erhalten, wenn ich Menschen geholfen habe.

Warum, denken Sie, beschäftigen sich Menschen so ungern mit dem Thema Erste Hilfe?
Ich denke, dass das größte Problem eine Form von Angst ist, die Angst etwas falsch ggf. etwas „kaputt" zu machen. Vielleicht uch eine gewisse Scham, auf Menschen zu zugehen, und oft auch der Gedanke, dass man damit ja gar nichts zu tun hat. Ich kann mich nur sehr schlecht in solche Menschen hineinversetzen, da ich immer gelernt habe, zu helfen, wenn man helfen kann.

Gehört Erste Hilfe in den schulischen Lehrplan?
Knappes Statement: Ja! Ich kann mich nur wiederholen, es ist so kinderleicht, ein Leben zu retten. Es ist kinderleicht zu helfen.

Stellen Sie sich vor, Sie stünden in einem Erste-Hilfe-Kurs und die Teilnehmenden äußern die üblichen Sorgen vor einer Reanimation. Wie würden Sie antworten?
Welche Sorgen kann es geben? Dass man etwas kaputt macht? Eine Rippe bricht? Man es nicht „schafft" und der Mensch verstirbt? Man hat es dann aber zumindest versucht. Was ist denn schlimmer als tot? Man kann es nicht schlimmer machen, außer man hilft nicht!

Vita
Kea Maleen Metje, geb. 1996 in Westerland. Studentin an der IU Internationalen Hochschule im Fach Wirtschaftsrecht. Ausgebildete Kauffrau für Büromanagement. Von 2016 bis 2023 Soldatin auf Zeit bei der deutschen Marine.

16

Interview mit dem Seelsorger Thomas Kammerer

„Gott kommt nicht aus dem Off, um uns zu retten. Aber er ist dabei."

Setzen Sie bei einem eigenen Notfall auf gute Ersthelfer oder auf Gott – oder ist das final das Gleiche?
Das „Gleiche" wäre nicht exakt, aber eine Trennung von beidem wäre nicht redlich. Gott handelt durch Menschen und wirkt in der menschlichen Realität. Er kommt also nicht aus dem Off, um uns zu retten. Aber er ist dabei.

Wann war Ihr letzter Erste-Hilfe-Kurs?
Da ich bis 2011 im Rettungsdienst gearbeitet habe, habe ich keinen extra Erste-Hilfe-Kurs besucht. Aber in letzter Zeit habe ich daran gedacht, dass eine Auffrischung guttäte. Denn durch unser medizinisches Equipment haben wir im Rettungsdienst oft die basalen Dinge nicht gebraucht, wie z. B. die stabile Seitenlage. Wenn man aber nichts dabeihat, dann sollte man das schon können.

Können Sie sich noch an Inhalte aus dem Erste-Hilfe-Kurs erinnern?
Wie gesagt, stabile Seitenlage, basale Reanimation. Und natürlich das Wichtigste: Professionelle Hilfe frühzeitig anfordern. Und dann haben wir heute noch die automatisierten externen Defibrillatoren (AED) überall hängen. Die gab es noch nicht als ich meinen letzten Kurs gemacht habe. Aber da kommt mir das Wissen aus dem Rettungsdienst zugute.

Würden Sie sich jetzt imstande fühlen, jemanden zu reanimieren?
Ja, das tue ich.

Was würde es in Ihrem Glauben bedeuten, diese Frage mit „nein" beantworten zu müssen?
Dem Notleidenden Hilfe zukommen zu lassen, ist eine entscheidende Botschaft des Evangeliums. Denken wir an den barmherzigen Samariter. Auch der hat Erste Hilfe geleistet. Und wer weiß: Vielleicht brauche ich selbst auch einmal diese Hilfe von anderen. Da gilt die goldene Regel: Tue dem anderen so, wie du es dir selbst für Dich wünschst.

Haben Sie schon einmal Erste Hilfe geleistet? Wenn ja, wie haben Sie sich gefühlt und hat Ihr Glauben Ihnen dabei geholfen?
Ja, schon einige Male. Allerdings musste ich nie jemanden reanimieren. Einmal habe ich sogar einem Kollegen im Krankenhaus das Leben gerettet. Das hat mich damals aber erst einmal nicht stolz gemacht, sondern völlig aus der Bahn geworfen. Denn ich handelte, ohne mich dazu entschieden zu haben. Es kam einfach so. Wie automatisch. Da ich es gewohnt bin, meine Entscheidungen selbst zu treffen, habe ich eine kurze Zeit sogar mit Gott gehadert, weil er mich einfach als Werkzeug benutzt hat (so hatte ich das damals empfunden). Später war ich zutiefst dankbar, dass er mich geführt hat. Und der Gerettete natürlich auch.

Sie sind im Münchner „KIT" aktiv. Was ist das?
Die Krisenintervention im Rettungsdienst (KIT) ist seit 1994 ein ehrenamtlicher Dienst von Rettungsdienstlern und später auch anderen Berufen, um durch ein schlimmes Ereignis unmittelbar Betroffene vor Ort zu begleiten und ihnen zu helfen, das Geschehene, den Stress, das Erschrecken, die Ohnmacht zu verarbeiten.

Wie geht es Menschen, die gerade jemanden reanimiert haben?
Die basale Reanimation als Ersthelfermaßnahme ist für die meisten wohl etwas, was sie sich nicht zugetraut hätten. Es wird einfach das (hoffentlich) vorhandene Wissen hervorgekramt, manchmal unter telefonischer Anleitung der Rettungsleitstelle etwas getan, von dem man nur hoffen kann, dass es dem betroffenen Menschen helfen kann, zu überleben. Den Erfolg sehen die Ersthelfer meist nicht. Das zeigt sich erst im Laufe der weiteren professionellen Behandlung. Man muss darauf vertrauen, dass es hilft. Vielleicht bestehen Ängste oder Zweifel, ob man alles richtig gemacht hat. Auf alle Fälle bedeutet

es für den Helfer einen immensen Stress. Da kann es vorkommen, dass man hinterher ganz benommen ist, durcheinander oder „leer", wie es manche Menschen beschreiben. Auch ist man ganz nahe an der großen Grenze zum Tod mit dabei. Das kann einen die eigene Begrenztheit, das eigene „Sterbenmüssen" spüren lassen, undes kann sich die große Frage nach dem „Warum", dem „Sinn" oder dem „Danach" stellen.

Was berichten Ihnen diese Menschen?
Vielen geht es wie mir damals mit dem Kollegen. Sie handeln irgendwie automatisch. Das Denken ist gleichsam ausgeschaltet. Das ist ein komisches Gefühl. Es dauert eine Zeit lang, bis man sich selbst sagen kann: „Das hast du gut gemacht. Du hast geholfen."

Wie helfen Sie diesen Menschen?
Dasist eine spannende Frage, da die Ersthelfer im Einsatzgeschehen oftmals vergessen werden. Dass sie selbst eine belastende Situation erlebt haben, wird vielleicht noch bei Angehörigen bei einer häuslichen Reanimation in den Blick genommen und das KIT gerufen. Bei Passanten, die zufällig in solche Situationen kommen, wird nicht immer daran gedacht. Außerdem gehen diese manchmal auch ihrer Wege, wenn der Rettungsdienst eintrifft und übernimmt. Sie hatten ja was vor, stehenin keiner Beziehung zum Opfer. Aber das finde ich schade, denn es zeigt sich, dass solche Belastungen nicht einfach wegzustecken sind. Darüberzu sprechen und zu hören, dass das, was man gerade in sich erlebt, etwas „Normales", etwas „Natürliches" ist, kann helfen, zur inneren und äußeren Ruhe zurückzukehren und das Erlebte zu verarbeiten. Dasein, auf die Fragen hören, Informationen geben und vielleicht auch auf Hilfsangebote in der Nähe (für später) hinweisen – das sind Möglichkeiten der Hilfe durch uns.

Kann Helfen einen Selbstschaden verursachen?
Theoretisch ja. Normalerweise haben wir Menschen jedoch vielfältige Ressourcen in uns, die uns widerstandsfähig machen. Aber im Einzelfall kann es schon sein, dass man durch eine so ungewohnte, stressige und belastende Situation nicht von selbst wieder ins Gleichgewicht zurückkommt.

Hat jemand schoneinmal die geleistete Hilfe bereut?
Ich habe noch niemanden getroffen, der es bereut hat, geholfen zu haben. Im Gegenteil: Letztlich kann das Leben auch als sinnvoller, wertvoller erfahren werden.

Was bedingt es, so eine Situation psychisch zu meistern?
Wir müssen so eine Situation nicht nur psychisch meistern. Unser menschliches Dasein hat Quellen, Ressourcen entwickelt, die uns zur Verfügung stehen, wenn wir uns diese bewusst machen: Unser Körper hat Mechanismen der Gefahrenabwehr, unsere Coping-Strategien und sozialen Beziehungen helfen uns, Belastungen zu überwinden. Und die Ressource Spiritualität hat seit Menschengedenken dazu beigetragen, dass wir ein „Trotzdem" entgegensetzen können und eine zusätzliche Halte- und Orientierungskraft entwickelt haben. Religionen sind für mich die ältesten Systeme zur persönlichen sowie kollektiven Traumabewältigung.

Was bedeutet Resilienz für Sie?
Widerstandskraft. Wieder ins Gefühl des Gleichgewichts mit unserer Umwelt zu kommen, wie feindselig sie uns auch im ersten Moment erscheinen mag durch das, was die Realität des Lebens uns zumutet. Und da ist Ersthelfer zu sein ja „nur" ein winzig kleines Mosaiksteinchen.

Wie viel Resilienz verschafft Ihnen Ihr Glaube?
Ich persönlich weiß nicht, wie ich mein inneres Gleichgewicht ohne meinen Glauben finden könnte. Glaube ist für mich dabei nicht einfach, dass Gott es schon richten wird oder mich vor Gefahren beschützt, sondern der Glaube des Exodus, als das Volk Israel in die Wüste gezogen ist, im Vertrauen darauf, dass Gott sie nicht verhungern und verdursten lässt, sondern sie ins gute Land führen wird. Dabei sind Zweifel und Streit mit Gott, Angst und tatsächlich erfahrene Not nicht ausgeschlossen, sondern gehören dazu. Aber immer mit der Verheißung und auch Erfahrung: Gott geht mit. Er lässt uns nicht zugrunde gehen. Wir können ihm trauen. Das ist es, was mich immer und immer mehr trägt in meinen Lebenserfahrungen.

Waren Sie mal nach einem Einsatz sauer auf Gott?
Ja, als ich meinen Kollegen retten „musste", da war mein Ego ziemlich sauer. Dass ich nicht gefragt wurde, dass ich nicht beteiligt wurde. Später hat sich das zu einer tiefen Erfahrung auch des Glaubens entwickelt und ich bin „demütiger" geworden: „Nimm dich nicht so wichtig."

Was bedeutet denn Nächstenliebe für Sie?
Auf konkret mir beggnende Not konkret zu reagieren und zu handeln, wie es möglich ist. Den anderen immer als Geschöpf und Bruder oder Schwester ansehen, keine Vorurteile und keinen Egoismus vorzuschieben. Halt so wie der barmherzige Samariter. Liebe zeigen, wo sie gebraucht wird.

Viele Hilfsorganisationen kommen aus dem Wirkbereich der Kirche. Ist das noch zeitgemäß?
Ganz und gar nicht. Meine Organisation, der Arbeiter-Samariter-Bund (ASB) kommt nicht aus der Kirche, sondern aus der Arbeiterbewegung des 19. Jahrhunderts. Und trotzdem hat sie den Namen „Samariter" gewählt. Das Ethos ist bei allen gleich: Nächstenliebe braucht tatkräftige Unterstützung. Das gilt sowohl für den Einzelnen als auch für die Gesellschaft. Und da ist das Evangelium, die Bibel, eine wunderbare Grundlage mit seinen Geschichten, Bildern und Gedanken. Das ist mehr als zeitgemäß, finde ich.

Was bedeutet Helfen in der Religion?
Für mich ist Christsein weniger eine klassische „Religion". Es ist das Hinterfragen jeder festgefahrenen Einstellung, die sich gegen das Helfen in Not wendet und die selbstrelativierende Liebe zur (inneren) Wohlfühlzone entwickelt hat. Jede Religion hat so etwas wie eine goldene Regel, die Hilfsbereitschaft, das Almosen im Programm. Man muss es nur ernst nehmen. Aber das geschieht oft nicht, sondern es wird ausgegrenzt. Jesus war immer offen über alle Grenzen und Zugehörigkeiten, alle moralischen Bewertungen hinweg.

Bedeutet Helfen nur Fremd- oder auch Eigennutz?
Als Christ kann ich Helfen nicht von Liebe trennen. Und die ist immer für alle Beteiligten ein fruchtbares Tun und Sein. Uneigennütziges Helfen ist eine Frucht der Liebe. Und die Erfahrung bringt das innerste Gewissen der Helfenden zum Lachen. So könnte ich es am besten beschreiben.

Warum haben Menschen Angst vor Hilfeleistung?
Wir alle haben Angst, etwas falsch zu machen oder jemandem zu schaden. Das ist eigentlich eine gute Angst, denn sie bewahrt vor Selbstüberschätzung und Leichtsinn. Aber im Einzelfall kann sie auch blockieren, wenn der Stress zu groß wird, weil ich nicht weiß, was ich machen soll. Daher sind regelmäßige Kurse in Erster Hilfe so wichtig. Denn – so wissen wir heute aus der Stressforschung – nur was gut eingeübt ist, kann und wird unter Stress funktionieren.

Kommt die Angst vor Fehlern nicht eigentlich aus der Religion?
Ganz und gar nicht. Aber ich verstehe Ihre Frage. Leider haben die verfassten Religionen die Unterscheidung von Richtig und Falsch zu ihrem Kernthema gemacht. Wahrscheinlich, weil dies einfach zu kontrollieren und zu beherrschen ist. Vom Ursprung her ist die Religion und besonders die christliche Botschaft zutiefst befreiend. Denn jeder Fehler ist aufgehoben in der unend-

lichen Liebe, Barmherzigkeit und damit Vergebung Gottes. Das könnte uns also frei machen, einfach zuzupacken und nicht so viel Furcht vor eigenem oder fremdem Schaden vorzuschieben und dabei ohnmächtig zu werden. Aber die Botschaft ruft auch zur Verantwortung und dazu gehört, dass wir uns für solche Situationen, in denen wir gefordert sind, auch geeignet ausrüsten, z. B. durch eine regelmäßige Teilnahme an einem Kurs.

Braucht es Demut vor dem Helfen?
Ja, Helfen ist möglich, wenn ich nicht nur auf mich selbst schaue. Erst der Blick über mich hinaus (nicht von mir weg!) lässt das Sehen von Leid und Not zu und drängt uns liebevoll, etwas zu tun (oder auch manchmal: zu lassen).

Kann Glaube Berge versetzen?
Wenn man dieses Wort als Symbol und Bildwort nimmt, dann ja. Der Glaube kann eine große innere Kraftquelle sein. Ich erlebe das immer wieder bei Menschen, die schwere Schicksale zu tragen haben, aber auch bei Menschen, die über sich selbst hinauswachsen und helfen, auch wenn sie dabei sogar ihr eigenes Leben aufs Spiel setzen. Das nenne ich „Berge versetzen".

Wieso wird im Kapitalismus der altruistisch Helfende zu einem zu belächelnden Subjekt degradiert?
Der „Kapitalismus" oder besser: der kapitalistische Mensch (sofern es ihn in dieser Reinform überhaupt gibt) setzt sich selbst in den Mittelpunkt. Das eigene Vorankommen, der eigene Nutzen wird als oberster Wert gesetzt. Da bleibt nicht mehr viel Kraft, anderen zu helfen, außer es dient gleichzeitig dem eigenen Vorteil (z. B. betriebliche Krankenversicherung in der späten Industrialisierung, um die Arbeitskraft der Arbeitenden zu erhalten oder wiederherzustellen). Der Mensch wird nicht als Wert an sich anerkannt. Das relativiert auch das Helfen.

Ist Gaffen in Notsituationen eine ganz neue, eigene Religion der egoistischen Neuzeit?
Ach ja, haben wir uns nicht alle schon einmal bei dem inneren Drang ertappt, wenn wir ein Blaulicht sehen, langsamer zu fahren und zu „gaffen"? Ich will das nicht verharmlosen, wenn es Rettungsmaßnahmen stört und gefährdet. Aber die Grenze zwischen zwischenmenschlich-empathischem Hinschauen und Dabeisein, einfacher menschlicher Neugier sowie lustvollem befriedigendem Gaffen ist leider nicht genau zu ziehen. Es gab dieses Phänomen schon immer. Heute hat es halt mehr negative Auswirkungen, daher müssen

wir etwas dagegen tun. Die Behinderung der Rettungsmaßnahmen ist ebenso die Verletzung der Würde von Verletzten und Betroffenen wie das Teilen der Bilder und Videos in Social Media. Die „neue" Religion würde ich eher in der Sucht nach „Likes" und „Followern" sehen, die die Gaffer dazu treibt.

Geben Sie uns gerne einen biblischen Lesetipp, in der uns das Helfen von der christlichen Seite gezeigt wird.
Es gibt keine treffendere als die Geschichte des barmherzigen Samariters (Lukasevangelium 10:25–37).

Vita
Thomas Kammerer, geb. 1964 in München. Studium an der Ludwig-Maximilians-Universität (LMU) München.

Katholischer Theologe (vormals Priester), Rettungssanitäter, Psychotraumatologe, seit 1998 KIT-Mitarbeiter. In der Klinikseelsorge von 1999 bis 2023 tätig. Leiter der KIT-Akademie des ASB München.

Kontakt: E-Mail: kontakt@seelsorge-kammerer.de

17

Interview mit dem Psychologen Martin Egerth und dem Flugkapitän Ekrem Sengün

„Wenn man gut trainiert ist, ist man selbstbewusster und kann fast alles schaffen."

Fangen wir mit einem Scherz an. Woran erkennt man einen Piloten auf einer Party?
Richtig: Er wird es einem erzählen.

Woher kommt das hohe Ethos der Piloten?
Ekrem Sengün (ES): Es mag darin begründet sein, dass die Fliegerei nach wie vor Menschen fasziniert und anzieht. Der Menschheitstraum Fliegen ging ja erst vor knapp 120 Jahren in Erfüllung. Pilot:innen gehörten zu den Pionier:innen. Das hohe Ethos der ersten Generation der Piloten, später auch der Pilotinnen, strahlt noch in diese Zeit. Vielleicht hat Tom Cruise als „Maverick" auch seinen Beitrag dazu beigetragen.

Pilot:innen haben eine hohe Motivation, sicher zu fliegen, da sie selbst mit im Flugzeug sitzen. Ist das vielleicht der entscheidende Unterschied zur Medizin, weil man dort nicht durch die eigene Handlung zu Schaden kommt?
Martin Egerth (ME): Absolut. Als Pilot:in weiß man, dass eigene Fehler auch Konsequenzen für das eigene Leben haben können, im schlimmsten Fall tödliche Folgen. Es ist vielleicht zu einfach zu sagen, dass die Mediziner daher anders handeln, denn wir alle wissen, dass man gravierenden Schaden an Pati-

ent:innen oder tödliche Fehler sein Leben lang nicht vergessen wird. Aber die Einstellung muss sein, ich handle so, wie es von mir erwartet wird bzw. wie ich es selbst auch von medizinischem Personal erwarten würde, wenn ich der Patient wäre.

ES: Es wirkt sich auch im Umgang innerhalb des Teams aus. Als Kapitän sehe ich die Co-Pilotin oder den Co-Piloten als meine Art Lebensversicherung und möchte natürlich, dass die Kollegin bzw. der Kollege so sicher wie möglich fliegt.

Was bedeutet Human Factor bzw. Human Error?
ME: Hier gibt es viele Definitionen. Für mich bedeutet „Human Factor" der Mensch mit all seinen Stärken und Schwächen. Dazu gehören Kompetenzen, Gefühle und Ängste. Warum handelt der Mensch so, wie er handelt, was ist trainierbar, erlernbar, und was müssen wir auch einfach akzeptieren? Akzeptieren müssen wir, dass der Mensch Fehler macht. Nicht immer nur bewusst, sondern viel auch unbewusst oder weil man es nicht besser weiß. Das Problem dabei ist nicht, dass wir Fehler machen, sondern der Umgang damit: der eigene Umgang, der Umgang mit anderen Menschen, die Fehler machen, und das System, in dem der Mensch sich befindet. Was uns Menschen auszeichnet, ist die Fähigkeit, aus Fehlern zu lernen. Aber dafür bedarf es einer gewissen Offenheit und auch Bereitschaft.

Braucht es deshalb Psycholog:innen bei der Lufthansa?
ME: Ich glaube, jede Firma sollte eine Psychologin oder einen Psychologen haben. Viele Menschen haben Vorurteile bzw. glauben, dass Psycholog:innen notwendig sind, wenn man psychisch krank ist. Es gibt aber auch Arbeits- und Wirtschaftspsycholog:innen sowie viele weitere Fachrichtungen. Was Psycholog:innen auszeichnet, ist das Wissen um und Interesse am Faktor Mensch und dessen Schwächen und Stärken. Ich selbst bin als Psychologe im Trainingsbereich tätig, weil ich großes Interesse daran habe, den Faktor Mensch zu stärken, und mein Studium ist eine wichtige Grundlage, aber eben nur eine Grundlage. Viel neues Wissen und Verständnis habe ich mir im Laufe der letzten Jahre angeeignet.

Nur ca. 8 % der Flugunfälle beruhen auf rein technischem Versagen. In Deutschland haben wir eine medizinisch hoch ausgereifte Infrastruktur. Jedoch kann Sauerstoffmangel bei Eintritt eines Herz-Kreislauf-

Stillstands bis zum Eintreffen des Rettungsdienstes nicht anders kompensiert werden als durch Laienintervention. Warum ist es deshalb so wichtig, die Menschen zu qualifizieren, statt sich lediglich auf technische Neuerungen zu verlassen?
ME: Ich befürworte die Weiterentwicklung von Technologie und Automation, wenn der Faktor Mensch dabei von Anfang an berücksichtigt wird. Wenn wir also eine neue Technologie einführen (ob mit dem Ziel der Arbeitserleichterung oder Reduktion von Fehlern oder um wirtschaftlicher zu sein), dann muss der/dem Anwender:in erklärt werden, warum diese Technologie eingesetztwird, wie diese funktioniert, was sich für Anwender:innen verändert und – noch viel wichtiger – was dieser machen muss, wenn die Technologie versagt oder ausfällt. Wird das nicht gemacht, dann kann es zu Akzeptanzproblemen mit der Technik oder zu weiteren Fehlern führen. Ein großer Unterschied zur Medizin ist sicher, dass unsere Systeme redundant und mehrfach abgesichert sind und sich auch immer mindestens 2 Piloten im Cockpit befinden, die eine identische Ausbildung genossen haben. Das ist in der Medizin nicht der Fall.

Außerhalb der Fliegerwelt gilt für die meisten Menschen, das Unwahrscheinliche nicht wahrzunehmen und als zu selten abzutun. Sie ziehen daraus den Schluss, sich diesem Thema nie gedanklich widmen zu müssen. Warum ist das beim Eintritt einer solchen seltenen Situation so gefährlich?
ME: Wir trainieren in der Luftfahrt für den Fall X, den der Großteil aller Piloten:innen nie erleben wird. Wenn dieser aber doch eintreffen sollte, dann sind sie vorbereitet und handlungsfähig. In der Medizin hat man den Fall X täglich. Die Frage ist, ob hierfür alle notwendigen Kompetenzen vorhanden sind. Daneben stellt sich die Frage, ob das Unwahrscheinliche wirklich so selten ist. Die vielen Trainings in der Luftfahrt mögen vielleicht vielen Laien als teuer und nicht notwendig erscheinen. Aber wir versprechen unseren Passagier:innen, sie sicher von A nach B zu bringen. Das heißt auch, für alle Fälle gerüstet zu sein. Stellen Sie sich vor, ein Patient verstirbt und der Arzt sagt den Angehörigen: „Tut mir leid, darauf sind wir nicht vorbereitet gewesen und wir haben dafür kein Training." Das kann und darf es nicht geben. Und wenn es doch solche unwahrscheinlichen und neuen Situationen gibt, heißt es, diese aufzuarbeiten, daraus zu lernen und diese Erkenntnisse in das Training mit einfließen zu lassen, denn so ein Fall darf sich nicht wiederholen.

Was ist eine SOP und was bedeutet sie für Ihre gesamte Branche?
ES: Standard Operating Procedure (SOP) steht für ein standardisiertes Vorgehen, für standardisierte Verfahren, SOP ist eine Art Drehbuch. Standardisierte Verfahren sind ein wichtiger Bestand des hohen Sicherheitsniveaus in unserer Branche. In Cockpits beispielsweiseführen sie u. a. zu Klarlisten. Klarlisten sind Checklisten in der Luftfahrt.

Nehmen wir an, kurz vor dem Start nehme ich Ihren Pilot:innen die Checklisten weg. Wie würden diese reagieren?
ES: Der Flug würde erst starten, wenn die Checklisten vorhanden sind.

Haben Sie selbst schon mal einen Triebwerksbrand im Flug erlebt?
ES: Nein.

Wie lange fliegen Sie schon?
ES: Meinen Erstflug hatte ich 2001.

Und warum besprechen Sie dieses Szenario dennoch vor jedem Start?
ES: Für die mentale Vorbereitung ist das Abrufen des Drehbuchs von großer Wichtigkeit. Dabei wird auch beim x-ten Start – ein nicht ausgeschlossener Triebwerksbrand – durch das standardisierte Verfahren darauf mental vorbereitet.

Sie prägen Ihre Flugschüler:innen ab Minute 0 in deren Ausbildung mit einer bestimmten Haltung zur Sicherheit im Flugbetrieb. Beschreiben Sie mir diese Haltung.
ME: Sicherheit ist das oberste Gut in der Fliegerei und nicht verhandelbar. Wir müssen das von Anfang an thematisieren. Die Flugschüler:innen müssen das auch im Training, in den Trainern und auf den ersten Flügen selbst erkennen und erleben. Wenn es einmal verankert ist, dann bleibt das auch ein Leben lang. Sicherheit ist ein Teil unserer DNA, und das ist nicht nur ein Spruch, sondern unsere Passagiere undPassagierinnen erleben das Tag für Tag an Bord unserer Flugzeuge.

ES: Die Haltung zur Sicherheit kann auch historisch abgeleitet werden. Die Luftfahrt konnte nur durch diese Sicherheitshaltung das Vertrauen der Gesellschaft für sich gewinnen.

Für Erste-Hilfe-Kurse gibt es auch feste Regeln, leider nehmen sich Trainer:innen aber heraus, ihre Aussagen ohne Evidenz nach ihrem eigenen Gutdünken zu „adaptieren". Zu was führt das beiden Teilnehmenden?
ME: Regeln sind Regeln. Checklisten sind eine Art Anleitung bzw. Umsetzung einer Regel. Diese Regeln und Checklisten werden nicht zum Spaß aufgestellt, sondern sind meist mit Blut geschrieben. Sprich, es gab irgendwann ein Vorkommnis und mit der Regel/Checkliste soll vermieden werden, dass sich das Vorkommnis wiederholt. Diese funktionieren aber nur, wenn man sich zu 100 % daran hält und wenn jede:r vorbildhaft damit umgeht. Wenn es Trainer:innen geben sollte, die „ihr eigenes Ding" daraus machen, dann müssen wir sie darauf hinweisen und auch fragen, warum sie das machen. Häufig ist es dann die Anwendbarkeit, Bequemlichkeit oder der Glaube, einen besseren Weg gefunden zu haben. Oder man hängt noch an der Vergangenheit, in der es die Regeln vielleicht noch nicht gab. Aber auch das gehört zu einer funktionierenden Sicherheitskultur, dass man Dinge hinterfragt. Und damit meine ich, dass iches adressieren muss, wenn ich diese Regeln für unpassend halte. Dann wird das geprüft, und wenn es wirklich stimmig ist, werden Regeln auch angepasst, und wenn nicht, dann heißt es, dasssich jede:r vorbildlich und zu 100 % an die Regeln zu halten hat.

Woher kommt bei Menschen die Reaktanz, sich mit Notfällen ungern zu beschäftigen?
ME: Da gibt es mehrere Gründe. Zum einen haben wir als Menschen nicht den besten Risikosensor. Wir machen uns nicht gerne darüber Gedanken, was alles passieren könnte, und wir gewöhnen uns auch sehr schnell daran, dass immer alles gut geht, frei nach dem Motto: „Mir wird es schon nicht passieren." Zum anderen kann das auch zu Angst führen, sodass man sich dann infrage stellt: „Kann ich das überhaupt?", „Was, wenn ich wirklich einen Notfall habe?" Wenn man allerdings gut trainiert ist, dann ist man auch selbstbewusster und weiß, dass man fast alles schaffen kann.

Erleben Sie das auch in Ihrer Pilot:innenausbildung?
ES: Wie Martin es beschreibt, wirkt sich ein Training positiv auf ein solches Verhalten aus. In der Pilot:innenausbildung ist die Notfallsituation und der Umgang damit bereits in der Anfangsphase der Ausbildung der Großteil des Trainings, dasaus Üben, Üben, Üben besteht. Sie könnten ja schon in der ersten Solostunde von einer Notfallsituation herausgefordert werden.

Wie reagieren die Flugschüler:innen auf gefährliche Szenarien im Simulator?
ES: Es erstaunt mich immer wieder zu beobachten, dass die Flugschüler:innen ganz vergessen, dass es sich um eine Simulation handelt. Die Simulation wird vergessen, und es geht um Leben und Tod. Wenn am Ende das Verkehrsflugzeug trotz technischer Fehler und unter schwierigen Wetterbedingungen doch sicher gelandet wird, haben die Flugschüler:innen zu Beginn meist kein Zeitgefühl für die Situation.

Warum sind Flugzeugbesatzungen oft so gut trainiert in Erster Hilfe?
ME: Das ist schnell erklärt. Es ist gesetzlich gefordert. Aber natürlich ist es auch für eine Fluggesellschaft wichtig, dass die Passagierinnen und Passagiere die Sicherheit haben, dass unsere Crews für Notfälle ausgebildet sind. Wir haben nun einmal nicht die Möglichkeit, rechts ranzufahren oder in 10 min im nächsten Krankenhaus zu sein. Wir müssen auf engstem Raum und fernab von einer medizinischen Versorgung reagieren können. Und rein statistisch gesehen ist glücklicherweise auf einem Großteil der Flüge auch medizinisches Fachpersonal an Bord.

Viele Menschen verlassen sich lieber auf den Defibrillator als auf die nachweislich relevantere Herzdruckmassage. Was bedeutet es im Cockpit, sich nur auf technische Hilfsmittel oder Werte zu verlassen?
ES: Sich nur auf technische Hilfsmittel oder Werte zu verlassen hat sich in der Luftfahrt auf Dauer nicht bewährt. Es gab eine Zeit, in der die Flugzeughersteller die ständige, maximale Nutzung des Autopiloten empfahlen; dies hat sich heute dahingehend geändert, dass eine angepasste situationsbedingte Nutzung des Autopiloten empfohlen wird. Wenn Sie beispielsweise ständig den Autopiloten einsetzen, besteht die Gefahr, dass Sie die Hand-Augen-Koordination und die manuelle Steuerung des Flugzeugs zu sehr vernachlässigen und irgendwann ohne den Autopiloten das Flugzeug nicht mehr steuern können.

Wie gehen Sie mit abweichendem Verhalten in Standardverfahren um?
ES: Je nach Fall gibt es auch hierfür ein Standardverfahren. Situationsbedingt weist man die Kollegin oder den Kollegen darauf hin. Eine bewusst willentliche Abweichung kommt fast nie vor. Es gibt natürlich auch Überwachungssysteme, die uns beispielsweise warnen, wenn aufgrund von Abweichungen beispielsweise die Landeklappen oder Schalter nicht in der richtigen Reihen-

folge betätigt werden. Angenommen, Sie weichen vom Standardverfahren ab und versuchen, zu früh das Fahrwerk einzufahren, ohne bereits in der Luft zu sein.

Wie bekommen Sie das überhaupt mit?
ES: In dem Fall würde ich sehen, dass die Kollegin/der Kollege zum Fahrwerkshebel greift.

Wie bringt man diese Personen wieder auf den richtigen Weg, ohne dass sie innerlich verhärtet?
ES: Indem ich auf der Sachebene bleibe und auf die SOPs verweise, bringe ich die Person wieder auf den richtigen SOP-Weg. Da hilft es natürlich, dass wir in der Luftfahrt eine Feedback-Kultur haben.

Erste-Hilfe-Kurse sollen bzw. müssen in Deutschland alle 2 Jahre aufgefrischt werden. Große Motivation besteht da oft nicht. Ihre Pilot:innen müssen sich jährlich im Simulator rezertifizieren lassen. Wie ist da die Haltung Ihrer Crews zu?
ME: Die Haltung ist etwas Persönliches, das können wir so nicht beantworten. Was wir aber beantworten können, ist, dass das viele Training ein wichtiger Bestandteil des Berufs ist und unsere Crewmitglieder es sehr schätzen, dass wir sie auf den Beruf vorbereiten und sie ständig weiterbilden.
ES: Ich persönlich freue mich immer auf den Simulator.

Wenn Ihre Crews einen Vorfall haben, wie gehen Sie mit diesen Crews um? Was bedeutet ein Debriefing für Sie?
ES: Es gibt Anlaufstellen, die jedem Crewmitglied zur Verfügung stehen und speziell in solchen Fällen wertvolle Hilfestellungen bieten. Ein Debriefing bedeutet für mich, das Ereignis in den Mittelpunkt zu stellen. In Debriefings können unterschiedliche Wahrnehmungen zu einem Rundumbild zusammengeführt werden. So bekomme ich als Kapitän auch die Wahrnehmungen der anderen Crewmitglieder vermittelt. Das macht ein Debriefing sehr wertvoll für mich.

Wenn man mit Pilot:innen spricht, nehmen sie die Verfahren und Checklisten authentisch ernst. Ist das das Geheimnis, also scheinbar überregulierte Verfahren wirklich ernst zu nehmen und sie nicht heimlich zu belächeln?
ES: Wie Herr Egerth es bereits angesprochen hat, sind die Verfahren und Checklisten nicht zum Spaß aufgestellt, sondern meist mit Blut geschrieben

worden. Dessen sind sich die Pilot:innen sehr bewusst. Zudem schaffen wir es, mit diesen Verfahren und Checklisten ein dynamisches, komplexes Fluggerät auf dem höchsten Sicherheitsniveau zu fliegen.

Wenn ein:e Patient:in zwischen mehreren Personen zusammenbricht, entsteht automatisch eine Hierarchie. Welche Erfahrungen haben Sie mit Hierarchie im Cockpit?
ES: Die Hierarchie im Cockpit ist eine gewünschte Hierarchie mit leichtem Gefälle. Die Zeiten, in denen Co-Pilot:innen den Spruch „Da, wo Du gerade sitzt, lag früher meine Pilotenmütze" hören mussten, sind vorbei.

Was ist ein Bias?
ME: Wir nutzen in der Psychologie häufig den Begriff „cognitive bias". Dabei handelt es sich um teils unbewusste Verzerrungen in unserer Wahrnehmung und Entscheidungs- und Urteilsfindung. Diese beruhen meistens auf Heuristiken. Heuristiken sind mentale Strategien, Faustregeln oder Abkürzungen, die uns helfen, mit begrenztem Wissen und in begrenzter Zeit Entscheidungen zu treffen und Urteile zu fällen. Und manchmal sind diese Heuristiken falsch oder unpassend, sodass es zu Fehlhandlungen oder Fehleinschätzungen kommt. Daher ist es auch so wichtig, gerade in komplexen Situationen offen zu kommunizieren und auch gelegentlich die eigenen Handlungs- und Denkmuster abzugleichen.

Die Pulskontrolle wird seit mehr als 20 Jahren nicht mehr für Laien gelehrt, da sie nachgewiesenermaßen zu einer fehlerhaften Einschätzung oder der deutlichen Verzögerung des Eintritts der Herzdruckmassage führt. Gibt es einen Bias, das Menschen gerne an veralteten Maßnahmen festhalten? Wir fahren schließlich auch nicht mehr mit der Kutsche zum Einkaufen.
ME: Grundsätzlich tun sich Menschen schwer mit Veränderung. Wichtig ist es, Veränderungen jeglicher Art gut zu erklären. Wenn wir z. B. neue Verfahren, Checklisten oder Technologie einführen, dann erklären wir, warum das gemacht wird, was der Sinn dahinter ist. Wir trainieren zudem sehr ausführlich den Umgang damit. Und wann immer jemand sagt: „Aber früher …", dann unterbrechen wir das frühzeitig und erklären, warum wir das nun anders machen.

In einer ruhigen Minute ist für Menschen vieles völlig einleuchtend. Doch was passiert mit der kognitiven Leistung eines Menschen in einer unerwarteten Risikosituation?
ME: In der Luftfahrt gibt es seit einigen Jahren den Begriff „startle and surprise". Denn es gab einige internationale Unfälle, bei denen die Crews aus dem Nichts mit einer kritischen Situation konfrontiert wurden und durch diesen Schock für einen kurzen Moment handlungsunfähig waren. Surprise ist z. B., wenn ich einen Menschen bitte, dass er die Augen schließt und ich dann eine Hupe betätige. Die Person wird dann erschrocken die Augen aufreißen, die Hupe sehen und weiß: „Nicht schlimm, kenne ich." Wenn es aber eine Situation ist, die aus dem Nichts kommt, völlig überraschend und unbekannt, dann geht der Körper in eine Schockstarre über. Daher ist es so wichtig, möglichst viele Szenarien zu trainieren, immer und immer wieder. Wenn dann eine Situation aus dem Nichts eintritt, bleibt man handlungsfähig, da man diese oder eine ähnliche Situation bereits trainiert hat oder zumindest weiß, dass man die Kompetenzen hat, diese zu lösen. Es kann aber auch sein, dass aufgrund unterschiedlicher Erfahrung eine Person bereits gestartet ist und die andere noch nicht. Dann muss man die andere Person möglichst schnell aus der Starre herausholen, z. B. durch Kommunikation oder kurzes Rütteln am Arm.

Kann Denken hinderlich sein?
ME: (Nach-)Denken ist wichtig. Es gibt aber nicht nur in der Luftfahrt Situationen, die so schnell und so zeitkritisch sind, dass man zu einem schnellen Handeln gezwungen ist. Häufig ist es dann die Intuition, auf die man zurückgreift. Für eine gute Intuition braucht es aber wiederum viel Erfahrung und Training. Bei allen anderen Situationen gilt wie bei allem: Professionell und sicher agieren, sich an Verfahren und Regeln halten und offen und transparent kommunizieren.

Was macht Ihnen beim Fliegen Angst, Herr Sengün?
ES: Beim Fliegen kenne ich das Gefühl der Angst nicht.

Und Herr Egerth, macht Ihnen beim Fliegen als Fluggast etwas Angst?
ME: Angst ist das falsche Wort. Ich finde Turbulenzen unangenehm, habe aber zu keinem Zeitpunkt Angst. Ich finde allgemein, dass das Wort Respekt angemessen ist. Egal, ob das der Alltag oder herausfordernde Situationen sind – Respekt und Demut sind wichtig.

Was ist überhaupt Angst?
ME: Angst ist ein Gefühl bzw. eine Reaktion auf einen gewissen Auslöser. Angst ist unangenehm und kann natürlich auch zu einer psychischen Belastung werden. Wie viele Gefühle ist Angst subjektiv.

Und was ist das Gegenteil von Angst?
ME: Ein genaues Gegenteil gibt es nicht. Für mich ist es wichtig, dass wir uns mit unseren Ängsten auseinandersetzen und herausfinden, was die Angst mit uns macht.

Was macht Angst mit uns genau, Herr Egerth?
ME: Auch das ist sehr subjektiv. Angst kann uns einschränken. Sie kann uns daran hindern, Dinge zu machen oder auszuprobieren, Angst ist aber auch ein Warnzeichen, dass etwas komisch oder gefährlich ist. Und natürlich können Ängste durch Erlebnisse ausgelöst werden.

Wenn man als Psychologe wie Sie Angst so gut versteht, hilft das, weniger Angst zu haben?
ME: Ängste sind etwas sehr Komplexes. Ich bin sicher kein Experte auf dem Gebiet. Ich glaube die Aussage kann nicht getroffen werden, dass, wenn man auf einem Gebiet ein Experte ist, man dann weniger stark davon betroffen wäre. Gerade die Medizin ist ein gutes Beispiel dafür. Ich kann ein Onkologe und somit Experte auf dem Gebiet sein, d. h. aber nicht, dass ich daher einfach mit onkologischen Erkrankungen umgehe, wenn ich persönlich davon betroffen bin oder mein Umfeld davon betroffen ist.

Haben Sie schon einmal einen üblichen Erste-Hilfe-Kasten geöffnet und sofort gewusst, wo der Gegenstand ist, den Sie brauchen?
ME: Nein.

Warum ist das so?
ME: Da man glücklicherweise nicht häufig zum Erste-Hilfe-Kasten greifen muss, ist man nicht wirklich damit vertraut. Aber allein die Frage ist für mich ein klarer Appell, mich umgehend damit auseinanderzusetzen.

Was hat die Gestaltung von Cockpitelementen mit der Sicherheit zu tun, und was könnten wir daraus für die Gestaltung für Notfallequipment lernen?
ME: Ich finde es ist wichtig, dass wir die Technologie und Automation an den Menschen anpassen und nicht umgekehrt. Das heißt, wir müssen die Stärken

und Schwächen der Menschen kennen: Worauf richtet sich deren Aufmerksamkeit, welche Schalter müssen wo sein, wie groß und vielleicht auch farblich gestaltet? Das ist Aufgabe der Ingenieure/Ingenieurinnen. Für uns ist es wichtig, im Training darauf zu achten, wie die Menschen mit der Technologie im Alltag und Notfall umgehen, und das Training darauf abzustimmen. Grundsätzlich muss ein Notfallequipment so gestaltet sein, dass man auch unter großem Stress damit umgehen kann. Ein Defibrillator mit einem kleinen Stecker ist nicht zielführend, denn esbesteht die Möglichkeit, dass die/der Anwender:in, wenn es kein:e Mediziner:inist, stark zittert. Und wenn dann der Stecker zu klein ist, verliert man wertvolle Zeit. Es ist auch beim Umgang mit Equipment essenziell, dass dieser trainiert wird.

Erklären Sie mir bitte die praktische Anwendung der FORDEC-Methode.
ES: Das FORDEC-Modell dient der strukturierten und analytischen Entscheidungsfindung. Wichtig hierbei ist die schnelle Einschätzung, ob die Situation zeitkritisch oder nicht zeitkritisch ist. Falls die Situation zeitkritisch ist, werden die einzelnen Schritte sinnvoll reduziert.

Leichter zu verstehen ist das Modell mithilfe eines konkreten Beispiels. Stellen Sie sich ein Flugzeug im Reiseflug vor, wobei Sie als Beobachter den Piloten über die Schulter schauen. In diesem Szenario gibt es einen medizinischen Notfall an Bord. Ein Passagier hat das Bewusstsein verloren. Wichtig ist es, einen schnellen, objektiven und auf Fakten bezogenen Überblick zu bekommen. Dabei werden zuerst die Fakten (F) gesammelt. Wie geht es dem Passagier, reist dieser alleine, können mögliche Angehörige Informationen geben? Gibt es einen Arzt/eineÄrztin an Bord? Danach werden die Optionen (O) erörtert. Wenn derNotfall lebensbedrohlich ist, sollte man möglichst sofort landen. Oder ist der Passagier wieder bei Bewusstsein und eine Option wäre ein Weiterflug oder hat ein Arzt die Diagnose gestellt, dass eine Klinik mit beispielsweise Neurologie notwendig ist. Als Nächstes werden die Optionen bewertet, R steht für Rating. Die Vor- und Nachteile der Flughäfen für eine Zwischenlandung werden abgewogen. Wie ist das Wetter an den Flughäfen? Welche Kliniken gibt es in der Nähe? Was passiert, wenn wir weiterfliegen und der Passagier wieder das Bewusstsein verliert? Welche operationellen Einschränkungen gibt es auf den Flughäfen? Am Ende der Bewertung treffen die Piloten eine Entscheidung, Decision (D). Nehmen wir an, die Entscheidung fällt auf Zwischenlandung und in Frankfurt gibt es mit der Uniklinik eine gute Neurologie. In der Execute-Stufe (E) wird die Entscheidung umgesetzt. Das C steht für Check. Hat sich etwas verändert? Der ganze Prozess wird erneut gestartet und die Ausgangslage erneut überprüft. Die Fakten könnten sich geändert haben.

Facts, Options, Rating, Decision, Execute, (Re-)Check – die FORDEC-Methode können Sie auch jederzeit außerhalb der Luftfahrt zur Entscheidungsfindung heranziehen.

Das Entscheiden darüber, ob ein Patient nicht mehr atmet und deshalb reanimiert werden muss, ist ein neuralgischer Punkt in der Schulung aller Ersthelfender. Wie würde ein:e Pilot:in an diese didaktische Herausforderung gehen?
ES: Sicherlich auch mithilfe des FORDEC-Modells und unter Einbindung aller zur Verfügung stehenden Ressourcen.

Wenn man am Notausgang sitzen will, muss man bei Start und Landung auf sein Handgepäck verzichten – es muss in der Gepäckablage über einem liegen, damit die Fluchtwege frei bleiben. Wie schulen Sie Ihr Personal, mit beharrlichen uneinsichtigen Fluggästen umzugehen?
ME: Kommunikation, Empathie, Erklärungen, Freundlichkeit und Ruhe sind gefragt. Wenn das alles nicht hilft, dann haben unsere Crews Werkzeuge zur weiteren Deeskalation oder im schlimmsten Fall Werkzeuge für die Eskalation. Wichtig ist es, sich nicht direkt angegriffen zu fühlen. Selten richtet sich diese Frustration oder Aggression gegen die Kabinencrew. Allein dieses Wissen hilft oft schon.

Was in 30.000 Fuß Höhe funktioniert, wird nun auch in Krankenhäusern gelehrt. Wie kam es zu der Idee?
Der Ansatz, von anderen Industrien zu lernen, ist nicht neu. Die Idee ergab sich aus einem Treffen mit dem Vorstand der Deutsche Gesellschaft für Orthopädie und Unfallchirurgie (DGOU). Bei diesem Treffen entstand die Idee, dass wir auch in der Medizin einen Trainingsansatz wie in der Luftfahrt umsetzen müssten, angepasst an die Herausforderungen und Zielgruppe. Es hat sich dann eine Projektgruppe gebildet, bestehend aus Experten:innen aus Luftfahrt und Medizin, und 1 Jahr später führten wir das erste Training durch. Bis heute haben wir bereits über 3000 Mediziner:innen und Pflegekräfte geschult, und es werden immer mehr.

Ihre Abteilung heißt inzwischen „Beyond Aviation". Beschreiben Sie mir Ihr „Beyond".
ME: „Beyond" bezieht sich auf alle Trainings außerhalb der zivilen und militärischen Luftfahrt. Das heißt, alle Industrien, Unternehmen, Menschen, Teams, die von und mit der Luftfahrt lernen und den Faktor Mensch stärken wollen. Es geht um kompetenzbasiertes Training. Und Kompetenzen müssen

erlernt und trainiert werden. Gerade im Bereich interpersoneller Kompetenzen lernen wir Menschen nie aus, und es gibt immer Verbesserungs- oder Anpassungsbedarf.

Wie haben Sie die medizinische Welt zuerst wahrgenommen?
ME: Von Anfang an spannend und herausfordernd. Die Parallelen zur Luftfahrt sind klar zu erkennen, aber auch die deutlichen Unterschiede. Wir trainieren in der Luftfahrt für den Tag X, den der Großteil aller Crewmitglieder nie erleben wird, während in der Medizin stressige, komplexe Situationen Alltag sind. Das technische und prozedurale Know-how, der Fortschritt und die Menschen in der Medizin und Pflege inspirieren mich, aber im Bereich interpersoneller Kompetenzen gibt es sehr großen Handlungsbedarf.

Was muss sich ändern?
ME: Der Fokus auf den Menschen. Es können Kompetenzen wie Kommunikationsfähigkeit, Empathie, Führung, Entscheidungsfindung, Situationsbewusstsein, Fehlermanagement und Resilienz nicht einfach erwartet werden. Menschen im Gesundheitswesen haben sich dazu verpflichtet anderen Menschen zu helfen, Leben zu retten. Diese Menschen müssen aber auch vonihren Arbeitgeber:innen unterstützt werden, damit diese Leistungen Tag für Tag erbracht werden können. Und diese Unterstützung muss auch im Bereich der Aus- und Weiterbildung erfolgen.

Was lernen Mediziner:innen genau von Ihnen?
ME: Wir unterstützen Mediziner:innen und Pflegekräfte, aber auch das Management dabei, zu erkennen, welchen Stellenwert Kultur, Training, Sicherheit und das Miteinander haben. Mit praktischen Übungen, Beispielen und Filmen aus dem Alltag sowie konkreten Handlungsempfehlungen und Kompetenzen stärken wir das Individuum, das Team und die Organisation, und am Ende hat all dies einen großen Effekt auf die Patientensicherheit. Wir helfen aber auch dabei, die innere Haltung anzupassen und das Durchsetzungsvermögen zu stärken. Führungskräften helfen wir dabei, zu verstehen, wie im Alltag und in herausfordernden Situationen geführt werden kann.

Haben Sie ein verständliches Beispiel, bei dem sich durch Ihre Lehrtätigkeit in einer medizinischen Einrichtung etwas verändert hat?
ME: Da gibt es mittlerweile viele. Sei es die Pflegekraft, die im richtigen Moment die eigenen Bedenken geäußert hat, oder die interdisziplinären Teams, die zu einem psychologisch sicheren Team gewachsen sind, ganze Abteilungen, die mithilfe unserer Trainings Hierarchien abgeflacht haben, Krankenhäuser,

die eine Sicherheitskultur eingeführt haben, oder Mediziner:innen, die einfach wieder Kraft und Motivation in unseren Trainings getankt haben. Wenn wir es schaffen, dass durch unsere Training Herz und Verstand „berührt" werden und die Teilnehmer:innen zur Selbstreflexion angeregt werden, dann ist das der erste Schritt zur Veränderung. Ich bin überzeugt davon, dass unsere Trainings einen nachhaltigen Einfluss auf die Sicherheit und Zufriedenheit von Patient:innen und Mitarbeiter:innen haben.

Und zum Schluss die Frage aller Fragen: Haben Sie schon einmal Erste Hilfe geleistet und wollen davon (kurz) berichten?
ME: Tatsächlich musste ich bis heute noch nie Erste Hilfe leisten und wäre auch nicht unglücklich darüber, nie in so eine Situation zu kommen. Wenn doch, dann weiß ich, dass ich die Kompetenzen habe. Ich weiß aber auch, dass diese Kompetenzen wie viele andere regelmäßig trainiert werden müssen und ich mich auch mental damit auseinandersetzen muss, wie ich in einer solchen Situation reagieren werde.

Vita
Martin Egerth, Diplom-Psychologe, Leiter der Personalentwicklung der Schweizer Flugsicherung Skyguide und ehemaliger Head of Human Factors Academy, Senior Human Factors Experte bei Lufthansa Aviation Training.

Ekrem Sengün, Dipl.-Ing. (FH), Kapitän Airbus A330 Condor Flugdienst, Trainer in der Human Factors Academy bei Lufthansa Aviation Training.

18

Interview mit dem Notfallmediziner Prof. Dr. med. Jan Breckwoldt

„Eine intelligente Ausbildung könnte vieles verbessern."

Macht Ihnen der eigene Tod Angst?
Nein.

Und der Tod von anderen?
Auch nicht.

Was ist Ihre erste Erfahrung mit der Herz-Lungen-Wiederbelebung?
Es war eine Reanimation nachts auf einer internistischen Station, als ich eine studentische Extrawache war.

Warum haben Sie sich auf Intensivmedizin spezialisiert und weswegen engagieren Sie sich so intensiv in der Forschung über Reanimation durch Laien?
Das hat sich mit der Zeit ergeben. Ursprünglich wollte ich Neurologe und Psychoanalytiker werden, damals gab es dort aber keine Weiterbildungsstellen. Ich habe dann mit Anästhesie begonnen, weil dort eine universitäre Stelle ausgeschrieben war. Den Zuschlag habe ich bekommen, weil ich mich in meiner Dissertation mit Katecholaminen befasst hatte (allerdings auf dem Gebiet der Neuroendokrinologie und nicht der Notfallmedizin). Nach einiger Zeit hatte ich dann den Verantwortungsbereich Notfallmedizin und wollte mich tiefer mit der Materie auseinandersetzen. Reanimation ist da ein nahe liegendes Thema.

Entwickelt man als Arzt die Hybris, man könne immer helfen?
Ich denke, eine solche Hybris entwickelt kein Notfallmediziner. Dafür ist die Realität zu eindeutig, die Outcomes sind zu schlecht. Wobei „helfen können" ja nicht unbedingt gleichbedeutend mit dem Überleben des Patienten ist.

Mögen Sie uns von einem Fall erzählen, als jedwede Intervention nichts half?
Ehrlich gesagt, fällt mir dazu kaum etwas ein. Es ist sehr oft so, dass jedwede Intervention nichts hilft. Für mich wäre eher die Frage, ob ich oder das Team verzweifelt versucht hätte, doch noch einen Kreislauf zu erreichen; aber an eine solche Situation kann ich mich nicht erinnern. Bei einer typischen Reanimation kommt man zu irgendeinem Zeitpunkt (zum Geschehen) dazu und beginnt mit Basismaßnahmen (wenn sie nicht schon laufen). Während die (evidenzbasierten) Maßnahmen laufen, holt man alle verfügbaren Informationen ein und macht sich ein Gesamtbild. Zusätzlich beobachtet man die Reaktion des Patienten auf die medizinische Intervention (z. B. haben Defibrillation oder Adrenalingaben einen Effekt? Ändert sich der Zustand mit guten Thoraxkompressionen? Sind die Pupillen noch eng?). Daraus ergibt sich die Behandlungsstrategie, einschließlich der Dauer der Maßnahmen. Man macht dann sicher noch länger weiter als notwendig, um nichts zu verpassen, aber irgendwann muss man die Maßnahmen einstellen.

Wo Schatten ist, da ist auch Licht. Berichten Sie bitte von einem Fall, wo eine Intervention durch Laien der sprichwörtliche Gamechanger war.
Ich kann mich an eine häusliche Reanimation erinnern, die eigentlich eher „harzig" ablief (Thoraxkompressionen im weichen Bett, kein Venenzugang möglich, daher intraossärer Zugang an der Tibia, pulslose elektrische Aktivität [PEA] als erster Rhythmus), aber der Patient hat es wider Erwarten ohne Schäden überlebt. *Gamechanger* war der Leitstellendisponent, der für die Ehefrau telefonische Anleitungen zur Reanimation gegeben hat. Hier war einmal mehr das „System" lebensrettend, nicht das medizinische Personal.

Wann war Ihr erster Erste-Hilfe-Kurs?
Zum Führerschein, 1980.

An was erinnern Sie sich, wenn Sie an diesen Kurs denken?
Ich weiß nur noch, wo der Kurs stattfand.

Hätten Inhalt und Didaktik des Kurses Sie qualifiziert, ein Leben zu retten?
Ganz sicher nicht.

Sie forschen seit mehr als 10 Jahren über die Reanimation durch Laien. Die Quote ist schlecht, nur ca. 40 % beginnen im Schnitt eine Wiederbelebung. Warum ist das so?
Erstens: Ein Großteil der Zeugen erkennt primär nicht, dass der Patient einen Kreislaufstillstand hat (Breckwoldt et al. 2009). Dementsprechend wird die Alarmierung verzögert und an der Leitstelle ist es schwieriger, den Kreislaufstillstand zu erkennen.

Zweitens: Agonale Atmung bzw. Schnappatmung erschwert die zweifelsfreie Erkennung durch den Leitstellendisponenten. Solange der Anrufer die Atmung als (normal) vorhanden beschreibt, ist es für die Leitstelle keine Reanimation und es werden auch keine Anleitungen zur Reanimation gegeben.

Drittens: Ein Kreislaufstillstand passiert, bezogen auf die Einzelperson, sehr selten. Das heißt, dass Zeugen darauf nicht vorbereitet sind und (wenn sie dann auf „Wiederbelebungsmodus" umgeschaltet haben) Wissen und Fertigkeiten nicht sofort abgerufen werden können. Oft bleibt dann nur noch die stabile Seitenlage, die aber in der Situation nicht hilft.

Hängt die Entscheidung, eine Reanimation durchzuführen, auch an der persönlichen Qualifikation?
Ja – und eine intelligente Ausbildung könnte vieles verbessern.

Warum reicht es nicht, auch es nur „einfach irgendwie" zu versuchen?
Wenn wir es schaffen, dass „irgendwie" bedeutet, Thoraxkompressionen durchzuführen, dann würde es erst einmal reichen.

Auf was kommt es bei einer guten Reanimation durch Laien an?
Weniger ist mehr: Drücken, Drücken, Drücken.

Es gibt mehrere Ansätze, Laien zu qualifizieren und zu motivieren, eine Herz-Lungen-Wiederbelebung zu starten. Welche sind das?
Kurse für bestimmte Zielgruppen (z. B. Angehörige von Risikopatienten), Ausbildung von Schulkindern, Verankerung als Pflichtfach in der Schule, öffentliche Aufmerksamkeit erhöhen (z. B. „World Restart a Heart Day") usw.

Sie haben 2015 in einer Studie die Qualität von Erste-Hilfe-Kursen untersucht. Was waren die wichtigsten Ergebnisse daraus?
Erstens: Die Inhalte sind nicht sinnvoll gewichtet (z. B. zu viel Zeit für „stabile Seitenlage", für die es keine Evidenz gibt, dass sie das Überleben verbessert, dafür aber wenig Zeit für das konkrete Üben der Reanimation).

Zweitens: Zu *viel* Inhalt, wodurch die Kerninformationen verwässert werden.

Drittens: Wenn man die Kurse auf Instruktionsqualität untersucht, getrennt nach den drei Bereichen „Wissen", „Fertigkeiten" und „Haltungen", dann schneidet der Bereich „Haltungen" mit Abstand am schlechtesten ab. Das heißt, dass die Kursteilnehmer praktisch nichts für ihr Selbstvertrauen mitnehmen (im Sinne von: „Ich kann nichts falsch machen, außer ich mache nichts").

Können Menschen Teilnehmende unterrichten, die selbst noch nie reanimiert haben?
Ja – und sie müssen es sogar, sonst können nicht genug Kursteilnehmer erreicht werden. An Lehrpersonen in den skandinavischen Ländern kann man gut zeigen, wie es geht. Außerdem: In unserer Studie waren die Instruktoren mit Rettungsdiensterfahrung eher schlechter als diejenigen ohne solche praktischen Erfahrungen am Patienten.

Viele Rettungsdienstmitarbeitende kommen nie in die Situation, selbst einen akuten Kreislaufstillstand mitzuerleben. Ist es also auch für die eigentlichen Profis schwierig, einen solchen zu erkennen?
Das würde ich verneinen: Einen Kreislaufstillstand zu erkennen, wenn er eintritt, ist für Rettungsdienstmitarbeitende sicher kein großes Problem (vielleicht gibt es Zeitverzögerungen). Die Reanimation wird regelmäßig trainiert und Schnappatmung thematisiert. Ich würde eher sagen, dass Rettungsdienstmitarbeitende Schnappatmung schlecht mit eigenen Worten beschreiben können, weil sie selbst keine gesehen haben.

Wie oft reanimiert ein Rettungsdienstmitarbeitender in seinem Berufsalltag?
Ein Rettungsdienstler der Berliner Feuerwehr hat vielleicht 2 Reanimationen pro Jahr, ein Vollzeitnotarzt 1–2 pro Monat.

Was bedeutet das für die Fortbildung der professionellen Helfenden?
Der Kreislaufstillstand ist zwar einerseits ein „Niedrig-Prävalenz-Ereignis", aber es ist andererseits allen Beteiligten bewusst, dass der Rettungsdienst hier eine besondere Garantenstellung einnimmt. Von daher ist das Training im Großen und Ganzen qualitativ und quantitativ gut genug, auch wenn es sicher noch Verbesserungsmöglichkeiten gibt.

Und für Ersthelfende? Sollten diese statt alle 2 Jahre einen ganzen Tag nicht häufiger in intensiven Kurztrainings geschult werden?
Ja, auf jeden Fall.
Es geht aber auch noch intelligenter, entscheidend ist das „Wissenssystem" (Breckwoldt 2018).

Warum konzentrieren wir uns nicht auf die lebensrettenden Inhalte und streichen die ganzen anderen Themen, die das Kernthema verwässern und die Teilnehmenden verwirren?
Eine Mischung aus Politik und Lethargie, insbesondere bei den Hilfsorganisationen, aber auch bei politischen Entscheidungsträgern. Insgesamt ist das ein „dickes Brett", und solange das an den verantwortlichen Stellen nicht akzeptiert wird, tut sich nichts Durchgreifendes. Es hängt immer noch an Einzelpersonen, die sich aus Eigeninitiative einsetzen.

Wie beurteilen Sie das Problem, der Auslegungsflexibilität der Lehraussagen von Erste-Hilfe-Trainern?
Am ehesten ist es für mich ein Problem der Trainerschulung und der Homogenität der eingesetzten Materialien (z. B. hat ein gut produziertes Video immer die gleichen Inhalte).

Ich sehe da häufig Probleme mit Aussagen, die ganz anders gemeint sind, als sie gesagt werden, und ganz anderes bei den Teilnehmenden auslösen, als sie eigentlich sollten. Haben Sie hier Beispiele?
„Bei Kammerflimmern sollten Sie mit dem AED (automatisiertenexternen Defibrillator) vorsichtig sein; der macht aus dem Flimmern eine Null-Linie." Das ist zwar prinzipiell richtig, aber die Null-Linie bleibt meist nicht dauerhaft bestehen und die Teilnehmenden verstehen gar nicht, was eigentlich gemeint wurde.
„Da kann leicht mal eine Rippe brechen. Ist natürlich nicht so schlimm, statt dass der Patient stirbt." Auch das ist prinzipiell richtig, schlecht ist aber, was für den Kursteilnehmer hängen bleibt: Ich kann verletzen – und im Ernstfall wird lieber nicht gedrückt. Und das ist dann genau die falsche Message.

Wie können wir Lehrende besser qualifizieren, die nicht aus der Praxis kommen?
Weniger medizinische Details, mehr Sinnzusammenhänge. Bilder verwenden, die die Kursteilnehmer verstehen.

Das Maskentragen wird in der Coronakrise als „Bürgerpflicht" deklariert. Gilt das auch für die Wiederbelebung?
Ja. Man muss ja nicht um jeden Preis beatmen.

Sie haben mit mehr als hundert Laien Interviews geführt, die bei einer Reanimation dabei waren. Was sind die Erkenntnisse aus diesen Gesprächen?
Der Kreislaufstillstand wird nicht erkannt. Es besteht eine große Angst, Fehler zu machen, viele Patienten sind nicht korrekt gelagert (nicht auf dem Rücken, nicht auf fester Unterlage; Wagner et al. 2020). Die gute Nachricht: geschulte Helfer machen es besser.

„Glaube keiner Statistik, die du nicht selbst gefälscht hast", heißt es so schön. Was sind Probleme von besonders guten und besonders schlechten Zahlen bei der Umsetzung der Laienreanimation?
Es gibt zwei beachtenswerte Punkte: (a) In den meisten Studien/Registern haben wir einen Reporting Bias. Das heißt, dass motiviertere Standorte eher an Registern teilnehmen und eher Studien durchführen.

(b) In den allermeisten Studien ist nicht definiert, was mit Laienreanimation gemeint ist, d. h., die Qualität ist unbekannt und es kann beim Vergleich nicht dafür korrigiert werden. Meines Wissens gibt es überhaupt nur zwei (kleine) Studien, die eine Korrelation zwischen Ersthelferreanimation und Patienten-Outcome herstellen (Wagner et al. 2020; Wik et al. 1994).

Machen es andere Länder wirklich besser als Deutschland?
Ja. Sie haben es teils aber auch leichter: ländliche Strukturen, längere Erfahrung, kleinere Länder, keine föderale Struktur.

Wird sich in Deutschland auf die sehr gute ausreichende Infrastruktur verlassen?
Es ist wohl ein Abwälzen von Verantwortung („Der Rettungsdienst ist ja unterwegs und die sind Profis – wir nicht").

Wie erleben Sie das Niveau von Erste-Hilfe-Kursen in anderen Ländern?
Ich kenne derzeit nur die Schweiz. Die Kurse sind hier wahrscheinlich etwas „ernsthafter", aber grundsätzlich sehe ich wenige Unterschiede.

Lassen Sie uns auf die Psyche zurückkommen. In den aktuellen Leitlinien wird die Nachbetreuung von Menschen, die Patienten reanimiert haben, besonders betont. In welcher Verfassung haben Sie die Menschen nach einer solchen Hilfeleistung erlebt?
Meist gefasst, insbesondere wenn man vermitteln kann, dass alles getan wurde.
Natürlich habe ich auch viele andere Reaktionen gesehen, von Schock über Nicht-Wahrhaben-Wollen und lautes Wehklagen.

Was bedeutet für Sie als erfahrenem Intensivmediziner heute eine Reanimation?
Eine Reanimation ist immer besonders! Sie steht am Übergang zwischen Leben und Tod, der Tod ist unumkehrbar. Wohin die Reise geht, entscheidet sich aber meist durch die Bedingungen (Auffindesituation, Ersthelferverhalten, Vorerkrankungen) und wir haben wenig Einfluss auf den weiteren Verlauf. Manchmal ist es ebenso wichtig, weitere Maßnahmen zu unterlassen. Das ist immer wieder die eigentliche ärztliche Leistung bei der Reanimation.

Wenn Sie selbst neue Standards und Regeln festlegen könnten, wie sähe Ihre „perfekte Welt" bei der Reanimation durch Laien aus?
Start des Trainings in der Schulzeit, eingebunden in das Fach „Gesundheit" (das Pflichtfach werden muss), schrittweiser Aufbau von Kompetenzen. Vernetzung von Trainingseinheiten mit Leitstellenlogistik/-technologie; gleiche Inhalte, gleiche Begriffe, gleiche Systeme; Training von Just-in-Time-Support durch Apps; Handy-Technologie zur Unterstützung einer optimierten Ersthelferreanimation; intelligente Geolokalisation; Ersthelfer-Alarmierungs-App plus AED-Ortung und AED-Deployment. Auf der anderen Seite frühzeitige Diskussion bei Risikogruppen über die Möglichkeit der Unterlassung von Reanimationsmaßnahmen (Stichwort Patientenverfügung).

Vita
Prof. Dr. med. Jan Breckwoldt, MME, FERC, geb. 1961. Studium der Medizin und Philosophie an der Ludwig-Maximilians-Universität(LMU) München, und der Medizin in München, Freiburg i.Br., Berlin und London. Master-Abschluss für „Medical Education" (Heidelberg). Oberarzt für Anästhesie und Notfallmediziner, Schwerpunkt Reanimation und Ausbildung.

Kontakt: Universitätsspital Zürich. Institut für Anästhesiologie und Perioperative Medizin. Raemistraße 100, CH-8091 Zürich, E-Mail: jan.breckwoldt@usz.ch

Literatur

Breckwoldt J, Schloesser S, Arntz HR (2009) Perceptions of collapse and assessment of cardiac arrest by bystanders of out-of-hospital cardiac arrest (OOHCA). Resuscitation 80, 1108–1113

Breckwoldt J (2018) E-Learning: neue Technologien zur Reanimationsschulung. In: Neumayr A, Baubin M, Schinnerl A (Hrsg.). Herausforderung Notfallmedizin: Innovation, Vision, Zukunft (S. 163–172). Springer, Heidelberg

Wagner P, Schloesser S, Braun J, Arntz HR, Breckwoldt J (2020) In out-of-hospital cardiac arrest, is the positioning of victims by bystanders adequate for CPR? A cohort study. BMJ Open. 2020;10: e037676

Wik L, Steen PA, Bircher NG (1994) Quality of bystander cardiopulmonary resuscitation influences outcome after prehospital cardiac arrest. Resuscitation. BMJ Open 2020: 195–203

19

Interview mit dem Psychotherapeuten Lukas Morrien, M.Sc.-Psychologe

„Jeder erlebt eine Reanimation unterschiedlich."

Jeder Mensch kann urplötzlich zum Helfenden werden. Was kann Helfende hilflos machen?
Als Helfender möchte ich mich und meine Fähigkeiten dafür einsetzen, eine andere Person aus einer Notlage zu bringen und eine Unterstützung zu sein. Dem geht voraus, dass ich zumindest überwiegend der Überzeugung bin, einen Unterschied machen zu können, also Einfluss zu haben. Ich fühle mich als Helfender jedoch schnell hilflos, wenn ich in der Situation merke, dass meine realen Fähigkeiten nicht den Anforderungen einer Situation entsprechen. Dabei muss es nicht tatsächlich so sein. Es reicht, dass eine Veränderung der Umgebung oder der Umstände dazu führen, dass ich diese Überzeugung entwickle. So können Beistehende, die die Hilfeleistung kritisch kommentieren oder verunsichernde Fragen stellen schon ausreichen. Aber gerade auch ausbleibende Reaktionen von Schaulustigen oder vorbeigehenden Menschen können in einem Hilflosigkeit auslösen, wenn ich sehe, dass ich in meiner wachsenden Erschöpfung oder Überforderung als Hilfeleistender nicht unterstützt und sogar ignoriert werde.

Persönlichkeitsspezifische Faktoren können sein, dass ich eine geringe Selbstwirksamkeitsüberzeugung habe. Das heißt, ich bin bewusst oder unbewusst nicht davon überzeugt, dass mein Wirken einen bedeutsamen Unterschied machen kann. Wenn ich mich dann als einziger Helfer in einer Notsituation wiederfinde, löst das automatisch Stress aus. Außerdem können im Leben verinnerlichte Überzeugungen zu einem inneren Stressor werden und hilflos machen: eigene hohe Ansprüche („Ich muss alles richtig machen!"), fehlendes Wissen („Wie ging das nochmal?", „Was muss ich beachten?"), Angst davor, dass das vorhandene Wissen/die Intuition nicht ausreichen oder sogar schaden könnte („Bin ich es Wert, zu helfen?", „Ich vermassle doch sonst auch alles", „Ich habe zwei linke Hände").

Junge Menschen reanimieren am besten. Neben deren altersbedingter Fitness, warum ist das so?
Eine mögliche Erklärung könnte sein, dass junge Menschen häufig risikobereiter oder neuen Situationen gegenüber unvoreingenommener sind. Sie fürchten sich somit weniger vor negativen Konsequenzen oder schätzen die Wahrscheinlichkeit, zu „scheitern" als viel geringer ein. Sie setzen ihre Kräfte somit selbstsicherer und entschlossener ein. Mit steigendem Alter sind mehr Lebensentscheidungen getroffen worden, mehr positive, aber auch mehr negative Erfahrungen gesammelt worden. Letztere führen dazu, dass man bedachter an Situationen herantritt und sich nicht mehr auf jede Situation ganz einlassen möchte, also vorsichtiger wird. Das könnte dazu führen, dass auch bei der Reanimation „alles berücksichtigt" werden soll, auch das körperliche Wohl des Reanimierten, dessen Rippen möglicherweise brechen könnten.

Zudem wäre zu klären, wie lange ein Erste-Hilfe-Kurs zurückliegt und wie „frisch" die Erinnerung daran noch ist. Wenn er wenige Jahre zurückliegt, kann das einen bedeutsamen Unterschied machen im Vergleich zu mehreren Jahrzehnten.

Was macht Menschen Angst, sich –allein schon rein theoretisch – mit dem Thema Erste Hilfe und speziell Wiederbelebung auseinanderzusetzen?
Ich denke, dass es neben Angst zunächst noch einige andere Gründe gibt, die einen von diesem Thema fernhalten. Zum einen ist die Erste Hilfe eine im Leben des Einzelnen sehr selten vorkommende Situation, in die man geraten kann. Das begünstigt, dass man dieses Thema verdrängt oder es als „nicht so relevant" einschätzt. Zum anderen kann es damit zusammenhängen, dass die eigene Überzeugung, eine solche Hilfe selbst adäquat leisten zu können, nicht ausreichend ausgebildet ist. Es ist leicht, sich zu sagen, dass man so etwas getrost Fachleuten überlassen kann, da wir in Deutschland ein gutes und schnelles Versorgungsnetz haben, was First Responder oder die Ankunft des Rettungswagens betrifft. Angst auslösen könnte das Verantwortungsgefühl, das mit steigendem Wissen ebenfalls steigt. Wenn ich mich in einer Notsituation wiederfinde, sollte ich dann nicht unbedingt helfen, weil ich mich doch damit befasst habe? Die rationale Ausrede „Ich kann leider nicht helfen, weil

ich nicht weiß, wie" bleibt somit aus. Ich fühle mich verpflichtet und zum Handeln aufgefordert. Dieses Pflichtgefühl kann Menschen Angst machen, insbesondere, wenn es um die lebensentscheidende Wiederbelebung geht.

Hierbei spielt sicherlich auch die Auseinandersetzung mit unserer Endlichkeit eine Rolle, die dazu motivieren kann, diesem Thema aus dem Weg zu gehen.

Reicht nicht das Wissen darum, einen Menschen mit den eigenen Händen das Leben retten zu können?
Nein. Wie die Frage schon enthält: Es ist erst einmal nur Wissen. Wir sind überwiegend emotional/motivational handelnde Wesen, die Wissen in die eigenen geplanten Handlungen mit einbeziehen. Das wird beispielsweise deutlich, wenn man sich etwas am Tag vornimmt, dann aber „nicht in der Stimmung" war oder „keine Lust" hatte. So kann jemand wissen, dass er ein Leben retten könnte, sich dabei aber sehr unsicher und gehemmt fühlen, in der Sorge, dabei auch scheitern zu können.

Welche unbewussten Ängste können ein Helfen verhindern oder zumindest verzögern?
Diese können sehr vielfältig sein, da sie stark von den eigenen Lebenserfahrungen abhängen. Aus psychodynamischer Perspektive sprechen wir von unbewussten Ängsten, wenn wir zu einem Zeitpunkt in unserer persönlichen Entwicklung Angst verspürten, beispielsweise weil uns etwas überfordert hat, wir diese Angst jedoch verdrängen und „umgehen" mussten, weil unsere Fertigkeiten noch nicht ausreichten, um diese Angst bewältigen zu können.

In Bezug auf das Helfen in Notsituationen ist beispielsweise denkbar, dass persönliche Erfahrungen mit Notlagen eine wichtige Rolle spielen können. Vielleicht habe ich gelernt und verinnerlicht, dass man Hilfe von anderen Menschen nicht erwarten darf oder dass das Helfen sogar negative Konsequenzen mit sich bringen könnte. Denkbar ist auch die Angst, durch die Rolle als Hilfeleistender im Mittelpunkt zu stehen und somit Aufmerksamkeit auf sich zu ziehen. Auch die übernommene Verantwortung, d. h. Verantwortung zu tragen/verantwortlich zu sein, kann in diesem Zusammenhang unbewusste Ängste auslösen.

Wie schlimm ist es für Menschen wirklich, einem anderen Menschen den Brustkorb einzudrücken?
Das lässt sich pauschal nicht beantworten, da es von jedem Einzelnen unterschiedlich erlebt wird. Wenn ich jemandem den Brustkorb eindrücke, dringe ich zwangläufig in dessen körperliche Intimsphäre ein. Ich berühre eine

Körpergrenze, in deren Nähe ich sonst vermutlich nicht einmal gekommen wäre. In der Regel brauchen wir Zeit, um Vertrauen zu einem anderen Menschen aufzubauen und ein Gefühl dafür zu entwickeln, wie nah wir ihm kommen möchten. Dieser Prozess wird in der Notsituation und der Reanimation komplett übersprungen, und das kann je nach persönlicher Einstellung bzw. auch eigenem Grenzgefühl als unterschiedlich unangenehm empfunden werden. Dabei kann es zu unterschiedlichen Gefühlen wie Scham oder Ekel kommen. Wenn deutlich wird, dass es beim Eindrücken auch zu Brüchen kommt, können Schuldgefühle und Angst hinzukommen.

In den neuesten Leitlinien zur Reanimation wird die psychische Nachbetreuung von Ersthelfenden nach einer Reanimation betont. Was können helfende Menschen für ein psychisches Trauma erleiden?
Zum einen handelt es sich bei einer Reanimation um eine seltene Ausnahmesituation, die plötzlich und nicht selbst gewählt in unser Leben tritt. Dabei ist jedem bewusst, dass diese helfende Maßnahme darüber entscheiden könnte, ob jemand weiterleben kann oder nicht. Diese Erfahrung, unabhängig vom Ausgang der Reanimation, führt zunächst zu einer starken emotionalen Reaktion und einer körperlichen Übererregung. Man steht unter akutem Stress und wird womöglich von Eindrücken und inneren Gedanken und Ängsten überflutet. Diese Überflutung von nicht bewältigbarem Erleben kann dazu führen, dass das Erlebte nicht auf übliche Weise verarbeitet wird. Unser Gehirn schaltet in eine Art „Notmodus" und spaltet das Ereignis ab, schickt es sozusagen in Quarantäne.

Dabei wissen wir heute aus der Hirnforschung, dass die Verbindungen zu den Hirnarealen, die uns helfen, eine Erinnerung abzuspeichern und zu verarbeiten, gehemmt werden. Die Verbindung zum Sprachzentrum wird gehemmt, was erklärt, warum vielen Traumatisierten zunächst das Sprechen über das Trauma schwerfällt. Die Verbindung zu regulativen und reflektierenden Hirnarealen ist gehemmt, womit das Erlebte nicht adäquat beurteilt und bewertet werden kann. Die Erinnerung kann nicht als Ganzes, sondern nur in Bruchstücken im Gedächtnis abgelegt werden.

Was bedeutet es für das Erleben der Situation, dass die meisten Reanimationen im häuslichen Umfeld stattfinden?
Wenn wir von „häuslichem Umfeld" sprechen, gehe ich davon aus, dass man denjenigen kennt und ihm nahesteht, es bei der Reanimation also um Ersthilfe bei einem Angehörigen geht. Hier fließt neben den bereits genannten Ängsten und Themen, auch die persönliche Beziehung mit ein. Für das Erleben kann das unter Umständen bedeuten, dass man emotional betroffener ist,

da man starke Verlustängste empfindet. Das kann auch dazu führen, dass man sich hilfloser fühlt, vielleicht sogar so „unter Schock" steht, sodass man sich als völlig handlungsunfähig empfindet. Doch selbst wenn Handlungsfähigkeit besteht, ist es auch hier eine starke Konfrontation mit unserer Endlichkeit und dem jederzeit möglichen Tod, der eigene Ängste auslösen kann.

Wie kann man Helfende, auch als Nichtprofi, nach so einem Ereignis betreuen?
Zunächst ist es wichtig, die persönlichen und individuellen Bedürfnisse und Schutzreaktionen zu beachten, zu respektieren und mit dem Betroffenen gemeinsam zu stärken. Fragen Sie denjenigen, was er braucht, bieten Sie ihm ein offenes Ohr und Hilfe an, ohne ihn mit Lösungsideen oder Ratschlägen zu überhäufen. Letzteres sind oft Lösungsversuche, die eigene Hilflosigkeit zu reduzieren, wenn man jemanden betreut, der psychisch belastet ist. Bei Belastungsanzeichen ist es hilfreich, zu betonen, dass der Helfende ganz normal reagiert und jegliche Sorgen, Ängste oder Gedanken, die in Folge auftreten, menschlich sind.

Sie können ebenfalls für eine ruhige Umgebung sorgen, beispielsweise an einem belebten Ort oder bei vielen Reizen in der Umgebung, weil z. B. TV/Radio noch eingeschaltet sind.

Versuchen Sie, eine unterstützende und keine wertende Haltung einzunehmen. Es ist wichtig, dass der Helfende die Möglichkeit erhält, das zu tun, was ihm gerade guttun könnte und was er sich gerade wünscht.

Ab wann gilt es, professionelle Hilfe zu suchen?
Wenn sich über einen bestimmten Zeitraum, meist von mehreren Wochen, psychische Beschwerden einstellen und bestehenbleiben, die der Betroffene vor dem Ereignis so noch nicht kannte und durch die er sich trotz eigener Bewältigungsstrategien überfordert fühlt. Beispielsweise kann es zu erhöhter Reizbarkeit, innerer Unruhe, Anspannung, Schreckhaftigkeit, Schlafstörungen, sich aufdrängenden Gedanken und inneren Bildern an das Ereignis oder auch Albträumen kommen. Auch ein auffälliges Vermeidungsverhalten kann charakteristisch sein, d. h., dass jegliche Reize, die an das Erlebte erinnern könnten, gemieden werden, sei es ein bestimmter Ort, ein Geruch, das Gespräch darüber oder bestimmte Personen.

Insbesondere, wenn eine adäquate Beschäftigung mit dem eigenen Alltag, der beruflichen Tätigkeit oder Dingen, die einen sonst ablenken und Freude bereiten, nicht mehr möglich ist, sollte professionelle Hilfe aufgesucht werden. Derartige Beschwerden können jedoch auch zeitlich verzögert auftreten, nach Monaten oder manchmal erst nach Jahren. Die Notwendigkeit, professionelle Hilfe aufzusuchen, kann auch entstehen, wenn die betroffene Person andere Verhaltensweisen entwickelt, um mit der psychischen Belastung umzugehen. Dazu gehören beispielsweise erhöhter Alkoholkonsum, übermäßiges Arbeiten oder andere selbstschädigende Ablenkungs- und Betäubungsversuche. In einigen Fällen kann sich die traumatische Belastung zunächst auch als depressive Verstimmung zeigen, mit fehlendem Antrieb, Freudlosigkeit, Interessensverlust und geringem Selbstwertgefühl.

Was passiert in einer Traumatherapie?
Zunächst einmal muss beachtet werden, dass es hier, wie bei anderen Therapieformen auch, eine Bandbreite von Herangehensweisen und Vertretern gibt. Eine Traumatherapie kann in eines der bestehenden Psychotherapieverfahren eingebettet sein, z. B. in eine kognitive Verhaltenstherapie oder eine psychodynamische Psychotherapie.

Hinzu kommen spezifische Methoden wie Eye Movement Desensitization and Reprocessing (EMDR) nach Shapiro, in der beispielsweise mit Augenbewegungen gearbeitet wird.

Traumaspezifische Therapieformen sind u. a. folgende:

- Schonende Traumatherapie nach Martin Sack
- Somatic Experiencing (SE) nach Peter Levine – mit besonders körperorientierter Arbeit
- Imagery Rescripting and Reprocessing Therapy (IRRT) nach Smucker – mit Fokus auf innere Bilder und die eigene Vorstellungskraft
- Narrative Expositionstherapie (NET) – mit dem Ziel, getrennte Erinnerungselemente wieder zu einer sinnvollen Gesamtgeschichte zusammenzusetzen, die in die eigene Lebensgeschichte integriert werden kann.
- Mehrdimensionale psychodynamische Traumatherapie (MPTT) nach Gottfried Fischer

Im Grunde kann man sagen, dass es darum geht, die gespeicherte Traumaerinnerung, die Leid auslöst und nicht ganz verarbeitet werden konnte, für den Betroffenen wieder zu einer überschaubaren und bewältigbaren Erinnerungen zu machen, diese also zu „verdauen", indem möglichst darüber gesprochen wird, eigene Bewältigungsfähigkeiten unterstützt oder sogar erst entwickelt werden und ein sinnvoller Zusammenhang zur eigenen Lebensgeschichte geschaffen wird. Je nach persönlichen Stärken und Vorlieben, kann dann mit unterschiedlichen Hilfsmitteln gearbeitet werden, z. B. körperbezogenen Übungen, kreativen Methoden, Entspannungsübungen und bildlichen Vorstellungen. Ziel einer Traumatherapie ist es auch, denjenigen zum

Experten für sein eigenes Erleben zu machen. Dabei ist es wichtig, zu vermitteln, dass die psychischen Symptome zunächst einmal ganz normale Reaktionen auf eine außergewöhnliche Situation im Leben des Menschen sind.

Was bedeutet das Erleben von Schuld für Menschen, die nicht helfen konnten, weil sie nicht wussten, wie?
Das hängt in der Regel von bisherigen Lebenserfahrungen und der persönlichen Einstellung ab. Wenn es mir gelingt, das aufkommende Schuldgefühl mit dem Gedanken zu besänftigen, dass ich durch mein Unwissen ohnehin nicht handeln konnte, werde ich sicherlich kein großes Problem haben. Wenn ich jedoch ohnehin oft streng mit mir selbst umgehe oder zu meinem Selbstverständnis dazugehört, dass ich ein verantwortungsbewusster und zuverlässiger Mensch bin, dann erhält das aufkommende Schuldgefühl eine kritische Note. Ich bin dann nicht mehr in der Lage, mir die Schuld „wegzuerklären". Das kann dann eben dazu führen, dass man sich mit bisher verdrängten Unsicherheiten oder seinem Selbstverständnis neu auseinandersetzen muss. Das kann zunächst Angst machen und als sehr belastend erlebt werden.

Wie können wir Menschen in den Erste-Hilfe-Kursen psychologisch besser auf diese dramatische Situation vorbereiten?
Es ist zunächst wichtig, die positiven Konsequenzen hervorzuheben und deutlich zu machen, was dafürspricht, als Helfender in Aktion zu treten. Gleichzeitig sollte dafür sensibilisiert werden, welche Ängste vorkommen und einen davon abhalten könnten. Dadurch wird ein Gefühl von Normalität und Verbundenheit mit anderen Menschen geschaffen: „Ah, ich bin also nicht allein mit diesen Gedanken und Befürchtungen."

Wenn es so gelingt, die auftretenden Ängste und Hemmungen zu akzeptieren, kann es besser gelingen, sie auch kritisch zu hinterfragen und sogar zu überwinden.

Dabei könnten Kursteilnehmer mit einbezogen werden, wenn es darum geht, gemeinsam zu überlegen, was ihnen ein Gefühl von Sicherheit geben würde, um sich auf Erste Hilfe vorzubereiten. Dabei kann es auch eine Rolle spielen, mögliche Rationalisierungen zu sammeln und zu entkräften (z. B. zur Hygiene oder juristischen Lage). Hilfreich ist es sicherlich, sehr konkrete Beispiele – erfolgreiche und erfolglose – zu beschreiben, in denen Erste Hilfe geleistet wurde. Wenn ich Angst vor etwas habe, das ich noch nie erlebt habe, kann eine konkrete Vorstellung davon und das Vorbild anderer ein Stück dieser Angst abbauen. Die erfolglosen Beispiele wären daher auch dafür wichtig, zu zeigen, dass dadurch nichts „Katastrophales" passiert, sondern auch so ein

Ausgang „normal" ist und vorkommen kann, selbst wenn Helfer ihr Bestes geben. Ohne die Erste Hilfe wäre ein erfolgloser Ausgang nur sehr viel häufiger.

Oft werden Gründe wie Hygiene oder unsichere Situationen vorgeschoben, weswegen Menschen meinen, sie könnten nicht helfen. Ist das eine unbewusste Vermeidungsstrategie?
Das eigene Verhalten durch sachliche und institutionelle Umstände zu erklären, bezeichnet man im Sinne einer Abwehrstrategie als „Rationalisierung". Es ist eine Möglichkeit, von eigenen Ängsten oder emotionalen Motiven abzulenken. Es ist eine der am häufigsten angewendeten Abwehrstrategien, jeder von uns hat schon einmal rationalisiert. Es kann sein, dass sie bewusst oder auch unbewusst zum Einsatz kommt. Bei Letzterem wäre man von der sachlichen Erklärung tatsächlich überzeugt und sich keinerlei emotionaler Aspekte bewusst, die zum eigenen Verhalten führen.

Auch Angst vor rechtlicher Belangung wird oft als Hinderungsgrund genannt, wobei die juristische Realität eine andere ist. Ist das auch eine unbewusste Abwehrstrategie?
Es ist denkbar, dass auch dieses sachliche Argument herangezogen wird, um von eigentlichen emotionalen Hemmungen und Ängsten mehr oder weniger bewusst abzulenken. Gleichzeitig kann es aber auch tatsächlich einer Angst vor juristischen Konsequenzen entsprechen, wenn das Thema Verantwortung Unsicherheit in einem auslöst. Ich trete als Helfender in Aktion, übernehme Verantwortung und verspüre dabei möglicherweise eine Angst, in dieser Verantwortung auch Grenzen übertreten zu haben.

Wiederbelebung bedeutet zwangsweise, sich auch mit dem Tod auseinanderzusetzen. Warum scheut der moderne Mensch so sehr das Lebensende anderer und noch mehr sein eigenes?
Eine spannende Frage, zu der sich schon sehr viele Menschen Gedanken gemacht und unterschiedliche Hypothesen aufgestellt haben. Es handelt sich um eine sehr existenzielle Angst, mit der wir uns früher oder später auseinandersetzen müssen. Wie man dieser Angst begegnet, hängt auch stark von der Haltung zum Leben ab und damit, was wir mit dem Leben verbinden. Häufig bringen Menschen die Endlichkeit mit Krankheit, Schmerzen und einem unangenehmen Tod in Verbindung, was mehr Angst erzeugt als der Gedanke an das Verschwinden der eigenen Existenz. Die Wiederbelebung könnte somit symbolisch für genau diese Angstszenarien stehen und eine Auseinandersetzung notwendig machen, für die man sich noch nicht bereit fühlt.

Wie kann man sich dieser Abwehr selbst stellen?
Es kann sehr hilfreich sein, sich so früh wie möglich im Leben mit dem Thema Tod und Sterben auseinanderzusetzen, am besten bevor Ereignisse wie eine Reanimation einen unerwartet damit „schocken". Das kann beispielsweise über Gespräche mit Freunden oder Familienmitgliedern erfolgen. Wenn das nicht möglich sein sollte, sind auch Gespräche in einer psychologischen Beratungsstelle denkbar, um einen Austausch zu persönlichen Abwehrgründen anzuregen. Meide ich das Thema, weil ich bereits mehrere schmerzhafte Verlusterfahrungen gemacht habe? Oder bereitet mir die Ungewissheit bezüglich meiner Möglichkeiten Sorgen, den Sterbeprozess selbstbestimmt mitzugestalten, ohne anderen zur Last zu fallen? Diese Dinge können es schwer machen, sich mit dem Thema zu konfrontieren. Manchen kann es bereits helfen, sich konkret vorzubereiten, beispielsweise über eine Patientenverfügung oder eine Vorsorgevollmacht.

Es gibt immer wieder Erfahrungsberichte und Untersuchungen, die zeigen, dass es uns insgesamt gelassener stimmt, wenn wir uns mit dem Thema Endlichkeit und Sterben auseinandersetzen.

Auch eine Sterbemeditation, in der man die eigene Beerdigung visualisiert, kann stark anregen und einem klar machen, dass wir nur begrenzt Zeit haben.

Folgende Übung macht das in ähnlicher Weise möglich und ich verwende sie auch gerne in Therapieprozessen: Überlege dir, dass du nur noch einen Monat zu leben hättest: Was würdest du unbedingt noch machen wollen und mit wem würdest du unbedingt noch sprechen wollen?

All die genannten Möglichkeiten können die eigene Abwehr und Vermeidung, aber vor allem auch die Angst reduzieren. Somit steigt auch die Wahrscheinlichkeit, dass man einer Reanimation handlungsfähiger und mit mehr Selbstvertrauen begegnet.

Was denken Sie, wenn Sie an Erste Hilfe denken?
Zunächst denke ich an den letzten Erste-Hilfe-Kurs, an den ich mich erinnern kann und der leider wieder viel zu lange her ist. Dabei war die Reanimation etwas Prägnantes, das dort auch geübt wurde. Wenn ich an eine reale Situation im Alltag denke, kommt mir erst einmal das Bild, dass jemand um Hilfe ruft und ich diesem Ruf nachgehe. Ich bin dann womöglich der Erste, der Hilfe leistet, aber bleibe ich der einzige? Das würde ich nicht hoffen! Ich würde mir dann wünschen, dass mindestens eine weitere Person hinzukommt, damit man sich als Helfer besser koordinieren und gegenseitig bei der Hilfeleistung unterstützen kann.

Erinnern Sie sich an Ihren letzten Erste-Hilfe-Kurs?
Nur sehr schwammig. Den letzten Erste-Hilfe-Kurs habe ich 2018 im Rahmen meiner Tätigkeit in einer Klinik besucht.

Würden Sie sich imstande sehen, jemanden zu reanimieren?
Ja. Bei mir spielt aber sicherlich eine wichtige Rolle, dass ich vor über 12 Jahren meinen Zivildienst beim DRK-Rettungsdienst absolviert und danach zur Überbrückung zum Studium ein halbes Jahr als Rettungssanitäter gearbeitet habe. In diesen eineinhalb Jahren waren mehrere Reanimationen dabei, sowohl hilfreiche als auch zwecklose. Das bleibt stark in Erinnerung, und an die Abläufe kann ich mich auch noch in etwa erinnern.

Was würde Ihnen in diesem Kontext selbst Angst machen?
Ich könnte mir vorstellen, dass es Angst in mir erzeugen würde, wenn ich während der Hilfeleistung bemerke, dass ich etwas falsch gemacht oder vergessen habe. Aber auch ich muss damit rechnen, dass sich in einer solchen Situation unbewusste Ängste zeigen können, mit denen ich mich vorher möglicherweise noch nicht auseinandergesetzt habe und die ich auch vorher nicht unbedingt erahnen kann.

Und wie geht man am besten gegen eine solche Angst vor?
Ich denke, dass es wichtig ist, regelmäßig an einer gelassenen Haltung und gesunden Selbstkritik zu arbeiten. Selbst wenn ich mir immer wieder die Inhalte eines Erste-Hilfe-Kurses ansehe und verinnerliche, kann es passieren, dass ich in der Notsituation aufgebracht und unkonzentriert handle oder vielleicht nicht weiterweiß. Das macht mich zum Menschen und diese Fehlerhaftigkeit darf ich akzeptieren, ohne mich darüber ärgern zu müssen.

Was kann der Erfolg des Helfens für unsere Psyche bedeuten?
Es kann eine bestärkende und bereichernde Erfahrung sein, die nicht nur das Selbstwertgefühl kurzzeitig hebt, sondern auch die eigene Überzeugung darüber dauerhaft stärken kann, dass man in der Lage ist, Hilfe leisten zu können und damit einen sinnhaften gesellschaftlichen Beitrag leistet. Das stärkt auch das Gemeinschaftsgefühl und kann die Empathie im Allgemeinen fördern. Das gilt dann auch für andere Situationen im zwischenmenschlichen Miteinander. Man könnte sagen, dass es nicht nur dem einzelnen etwas bringt, weil man ein positiveres Selbstbild entwickelt, sondern auch allen Beziehungen, weil es für ein positives Miteinander sensibilisiert und man besser aufeinander Acht gibt.

Vita
Lukas Morrien, M.Sc.-Psychologe, geb. 1988 in Oppeln (Oberschlesien). Studium an der Heinrich-Heine-Universität (HHU) Düsseldorf. Psychologe und psychologischer Psychotherapeut, ehemaliger Rettungssanitäter, seit 2020 freiberuflich in eigener Praxis. Von 2020 bis 2021 psychologischer Berater und Supervisor in der Beratungsstelle für Gewalt- und Unfallopfer Köln.

Kontakt: Psychologische Praxis L. Morrien, E-Mail: l.morrien@tp-psychotherapie.de

20

Interview mit dem Ärztlichen Leiter Rettungsdienst Frankfurt am Main Dr. med. Frank Naujoks

„Eine Familie reanimierte ihren Vater und sang dabei ‚Stayin' alive'."

Dr. Naujoks, Sie sind langjähriger Notarzt. Warum haben Sie diesen Beruf gewählt?
Alles begann in der 10. Klasse meiner Schulausbildung. Ein Freund wollte als Mutprobe seinen Finger durch eine Flamme hin und her bewegen. Leider war es keine Kerze, sondern ein Bunsenbrenner. Die Verletzung ließ den Fachlehrer damals ratlos erscheinen. Da habe ich mir gedacht: „Wie gut wäre es, wenn man hier helfen könnte." Nach Absolvieren eines Erste-Hilfe-Kurses habe ich dann mit einem Mitschüler den Schulsanitätsdienst an meiner Schule aufgebaut. Über den Erste-Hilfe-Kurs wurde ich dann als junger Mensch an das Thema Notfallmedizin herangeführt, da während des Kurses mehrfach der Rettungswagen (RTW), der am Kursort stationiert war, ausrückte. Ich habe dann angefangen mich ehrenamtlich bei einer Hilfsorganisation zu engagieren und dort die klassische Karriere vom Sanitätshelfer, Rettungshelfer, dritter Mann auf dem RTW etc. absolviert.

Zu meiner Zeit gab es noch die Wehrpflicht bzw. alternativ den Zivildienst. Nach der entsprechenden Anerkennung habe ich dann 24 Monate meinen Zivildienst nach der Ausbildung zum Rettungssanitäter in Frankfurt am Main absolviert – eine Zeit, die mir immer noch deutlich erinnerlich ist.

Nach dem Zivildienst hatte ich Glück und konnte über das Auswahlverfahren der Universität Frankfurt einen Studienplatz der Humanmedizin ergattern. Während des Studiums habe ich dann die Anästhesie als das Fach mit der Kernkompetenz Notfallmedizin kennengelernt, und damit war klar, welche Fachrichtung ich einmal ergreifen möchte. Zu meiner Studienzeit gab es ein Überangebot an Ärzten und der damalige Gesundheitsminister Seehofer hatte als „Puffer" den „Arzt im Praktikum" (AiP) eingeführt. Da ich während des Studiums neben weiter regelmäßigen Schichten im Rettungsdienst auch in einer Chirurgischen Ambulanz gearbeitet hatte und damit den Chefarzt der dortigen Chirurgie und dieser umgekehrt mich schon kannte, nahm ich das Angebot, von der studentischen Aushilfe auf eine AiP-Stelle zu wechseln, dankbar an. Ich möchte diese Zeit in der Chirurgie unter dem damaligen, sehr patriarchalischen Chef nicht missen. Der „Alte" hat unglaublich viel von seinen Assistenten verlangt, aber auch sehr viel an Ausbildung zurückgegeben und ihnen das „Arztsein" in Bezug auf Patienten beigebracht. Letztendlich war und ist aber die Anästhesiologie mit ihren vier Säulen Anästhesie, Intensivmedizin, Schmerztherapie und Notfallmedizin meine Passion geblieben.

Wann haben Sie das erste Mal in Ihrem Leben einen Notfall erlebt?
Daran kann ich mich tatsächlich noch erinnern: Als Großstadtkind im Grundschulalter war ich im Sommer jeden Tag im Freibad. Damals ist ein Erwachsener vom 3-m-Brett direkt auf den Kopf eines anderen Schwimmers gesprungen und stark blutend und bewusstlos vom Bademeister gerettet worden. Schließlich wurde ein Teil der Liegewiese geräumt, auf der der Rettungshubschrauber landete. Das war für mich und meine Freunde natürlich spektakulär.

Was haben Ohnmacht und ein Notfallgeschehen gemeinsam?
Nun, ich würde da nochmals meine Zeit in der Chirurgie erwähnen wollen. Ich habe als Anästhesist immer von der Zeit in diesem Fach profitiert, weil ich im Ansatz erfahren hatte, wie ein Chirurg „denkt", und durch eigene Erfahrung viel besser Blutverluste einzuschätzen gelernt habe. Was ich damit sagen will: Der Helfende oder Zeuge eines Notfalls weiß in der Regel nichts zu Physiologie/Pathophysiologie und kann kaum beurteilen, ob etwas nur schrecklich aussieht oder auch schrecklich ist. Aus diesem Entsetzen über eine Situation, die man so noch nicht erlebt hat, entsteht eine Schockstarre, die rational über das eigene Fachwissen, dass wie gesagt regelhaft nicht vorhanden ist, nicht aufgelöst werden kann. Darin sehe ich einen Teil dieser Ohnmacht.

Ein anderer Teil – und ich nehme an, darauf wollen Sie hinaus – ist die Angst, jemand Fremden zu berühren oder an ihm Erste-Hilfe-Maßnahmen durchzuführen. Zum einen wieder fehlendes Wissen, aber auch ganz banal, dass wir im Alltag keine fremden Menschen, außer beim Händedruck (vor der Coronapandemie), anfassen und in der Regel auch nicht berührt werden wollen. Das führt dazu, dass Menschen sich nicht trauen, fremde Menschen anzufassen, und lieber ohnmächtig danebenstehen.

Was ist Ihnen von Ihrem ersten Erste-Hilfe-Kurs in Erinnerung geblieben?
Wie schon gesagt, eher die „Helden", die an unserem Kursraum vorbeigeflitzt und mit ihrem RTW mit Sondersignal ausgerückt sind. Von Folgekursen (ja, ich habe diese regelmäßig wiederholt bzw. dann in den Sanitäter- und Rettungshelferkursen erneut Erste-Hilfe-Themen gehört) kann ich von damals berichten, dass die ehrenamtlichen Ausbilder auch ohne große didaktische Ausbildung viel und Gutes geleistet haben. Allerdings wurde auch dort, vielleicht aus damals mangelndem Hintergrundwissen der Ausbilder selbst, sehr formal und dogmatisch ausgebildet. Die „alte" Form der stabilen Seitenlage war ja noch mit „eine Hand unter das Gesäß und den Patient über den Arm drehen" und „den unten liegenden Arm um 90° beugen". Mein Ausbilder hat das strengstens, fast schon mit dem Geodreieck kontrolliert, und auch ich bin wie viele andere Menschen aus dem Kurs gegangen: „Oh Gott, Erste Hilfe ist ja wahnsinnig kompliziert und da kann man ja unglaublich viel falsch machen."

Hätten Sie danach jemanden adäquat reanimieren können?
Nein, weil damals die Wiederbelebung noch nicht integraler Bestandteil des Erste-Hilfe-Kurses war. Aber ich kann von meiner Rettungssanitäterprüfung berichten: Die damaligen „Puppen" hatten einen Papierstreifen, auf den mechanisch die Druckfrequenz und -tiefe aufgezeichnet wurde. Auf dem Papier waren Grenzen markiert. Der prüfende Ausbilder hat nicht eine Sekunde in der Prüfung zur Wiederbelebung mir zugeschaut, sondern nur am Ende den Papierstreifen abgerissen und per Strichliste die „Übertretungen" gezählt. Um ein Haar wäre ich damals durch die Prüfung gefallen. Nein, ich glaube, damals hätte ich mich, durch mein bis dahin nur durch Ausbildung erworbenes Wissen nicht so gefühlt, als ob ich jemanden suffizient hätte reanimieren können. Das hat sich ja, was die Lehrmeinung und „Heranführung an das Thema" angeht, deutlich geändert.

Erzählen Sie mir bitte von Ihrer ersten Reanimation.
Auch an die kann ich mich, wie vermutlich die meisten von uns, die schon mal reanimieren mussten, sehr gut erinnern: Ich stand als „dritter Mann" neben dem Patienten, habe brav die Infusion hochgehalten und hatte einfach Angst. Es war dann doch etwas völlig anderes, einen Mann im Alter meines Vaters auf dem Wohnzimmerboden liegen zu sehen statt der Puppe in dem merkwürdigen Trainingsanzug. Ich hatte damals einen extrem netten und

erfahrenen Rettungsassistenten dabei, der mit mir sehr empathisch, sehr ausführlich und nachhaltig die Situation nachbesprochen hat.

Ich habe dies zum Vorbild genommen und seitdem selbst u. a. als „Teamleader" in einer Reanimationssituation stets auch unter diesem Gesichtspunkt meine Mannschaft im Blick. Die erste „richtige" Reanimation, bei der ich dann drücken „durfte", folgte kurz darauf in einer nachfolgenden Schicht. Durch das Debriefing bei der beschriebenen ersten Situation war damit nichts Schreckliches mehr verbunden, sondern die Situation war gekennzeichnet vom ehrlichen Bemühen aller, dieses Leben zu retten.

Warum glauben Sie, sind die Motivation, zu helfen, und die Angst vor Fehlern in Deutschland so groß?
Ob wir wirklich eine große Motivation in Deutschland haben, zu helfen, zumindest außerhalb unseres eigenen privaten Umfelds, mag ich nicht beurteilen. Wir Deutschen sind glaube ich „Chef-Bedenkenträger" und ständig auf der Suche nach dem Fehlverhalten anderer. Die Angst, etwas falsch zu machen, habe ich schon versucht in der Frage zur Ohnmacht etwas zu diskutieren. Ich glaube, es ist ein Mix aus dem fehlenden Wissen, dass man nichts falsch machen kann, und dem Motivationshemmnis, weil man auch keine Ahnung hat, dass einem haftungsrechtlich nichts passiert, wenn man nach bestem Wissen und Gewissen als Ersthelfer Maßnahmen ergreift. Vielleicht etwas „plastisch", aber ich erzähle den Menschen, die ich in Wiederbelebung ausbilde, immer: „Der Mensch ist schon tot, Sie können ihn mit Ihren Maßnahmen kein zweites Mal umbringen; alles, was Sie machen, kann also nur helfen".

Was macht ein ärztlicher Leiter Rettungsdienst einer Großstadt?
(lacht) Ich denke, das Gleiche wie meine Kollegen „auf dem Land". Die Aufgaben sind in den meisten Rettungsdienstgesetzen mehr oder weniger definiert; eine Kernaufgabe ist, glaube ich, die stetige Qualitätskontrolle und ein kontinuierlicher Verbesserungsprozess. Ärztliche Leiter Rettungsdienst sind selten mit direkten personellen oder fachlichen Entscheidungskompetenzen ausgestattet, sondern versuchen, über eigene Leitlinien, Standard Operating Procedures (SOPs), Fortbildungen etc. „zu steuern".

Was sich vielleicht ein bisschen unterscheidet: Mein Dienstsitz befindet sich im Gesundheitsamt, der Rettungsdienstträger, dem ich in meiner Funktion mit angehöre, bei der Branddirektion. Damit gibt es im Gegensatz zu manchen Landkreisen also zum einen die physische Trennung der Büros und zum anderen die Zusammenarbeit mit der Berufsfeuerwehr. Die Zusammenarbeit klappt aber hervorragend, und durch die Größe dauert vielleicht manches ein wenig länger, dafür ist die Ausgestaltung aber vielleicht ein wenig nachhaltiger.

Wie viele Fahrzeuge stehen in Ihrer Stadt tagtäglich bereit?
Rettungsdienstlich stehen je nach Wochentag und Uhrzeit bis zu 70 Rettungsmittel zur Verfügung.

Was bedeutet die Hilfsfrist und wie ist sie in Frankfurt?
Die Hilfsfrist ist in Hessen gesetzlich definiert als die Zeit zwischen dem Ende des Notrufgesprächs bis zum Eintreffen am an einer Straße liegenden Notfallort. Planerisch liegt sie bei 10 min, wobei je 1 min für die Disposition und Alarmierung, sowie zum Ausrücken abgezogen wird. Damit bleiben planerisch 8 min Fahrzeit.

Der Erreichungsgrad lag im Jahr 2018 bei der planerisch vorgegebenen Zeit von 10 min bei über 80 %, bei einer Frist von 15 min bei 97 %. Ich ahne schon, auf was Sie im Kontext der Wiederbelebung hinauswollen.

Auch diese relativ kurze Zeit ist bei Eintritt eines Herz-Kreislauf-Stillstands zu lang. Warum?
Nun, bekannt ist, dass unser Körper nur eine sehr geringe Sauerstoffmangeltoleranz hat. Im ungünstigsten Fall trägt das Gehirn bereits nach 3 min ohne Sauerstoff bleibende Schäden davon. Dies bedeutet noch nicht den absoluten Hirntod, und je nach Umständen „hält" das Gehirn auch ein wenig länger aus. Trotzdem ist die Zeit zwischen dem Ereignis, der Erfordernis, dass der Kreislaufstillstand beobachtet wird, sich jemand findet, der den Notruf absetzt und dann der Rettungsdienst eintrifft, sicher zu lang.

Ab und zu aus dem Fokus rückt meiner Meinung nach, dass es bei der Wiederbelebung nicht nur um das Gehirn geht, sondern auch um das Herz. Der häufigste Zustand des Herzens beim plötzlichen Kreislaufstillstand ist das Kammerflimmern, d. h., die einzelnen Herzmuskelzellen bewegen sich, allerdings völlig ungerichtet. Durch die unkoordinierte Muskelbewegung erfolgt kein „Herzschlag", also keine eigentliche Pumpfunktion, es wird aber weiter durch die unkoordinierte Bewegung der einzelnen Zellen Sauerstoff in den Herzmuskelzellen verbraucht. Das Herz „versorgt" sich ja ebenfalls selbst durch den eigenen Herzschlag (genauer durch rückströmendes Blut nach Ende einer Pumpaktion). Wo keine Pumpfunktion, da keine Rückströmung und dadurch keine Eigenversorgung der Herzmuskelzellen mit sauerstoffreichem Blut. Am Ende „ersticken" die Herzmuskelzellen und stehen quasi für eine erfolgreiche Wiederbelebung nicht mehr zur Verfügung.

Wie viele Reanimationen gibt es in Frankfurt am Main pro Jahr?

Da sprechen Sie eine noch offene Flanke in meinem Rettungsdienstbereich an: Frankfurt nimmt leider erst seit 2025 am Deutschen Reanimationsregister teil. Gründe dafür gibt es viele, die hier aber zu weit führen würden. Wir sind jedenfalls dran, und ich bin zuversichtlich, dass wir in Kürze auch auf diese Zahlen, die ja nicht nur dem Meldesystem selbst, sondern in erster Linie uns selbst helfen würden, zurückgreifen können.

Wie oft reanimiert ein Rettungsdienstmitarbeitender pro Jahr?

Diese Frage kann ich leider nicht beantworten. Wie die meisten aus der Rettungsdienst-Community weiß ich auch aus eigener Erfahrung, dass es Kollegen gibt, die fast regelmäßig reanimieren, während andere über ein halbes Jahr gar nicht mit einer Reanimation konfrontiert werden.

Vor welche Herausforderung stellt das Notfallbild der Reanimation Ihre Mitarbeitenden in einer sehr städtischen und damit gut abgedeckten Großstadt?

Ich glaube, wir haben, was das Reanimations-Outcome angeht, sowohl förderliche als auch hinderliche Faktoren. Da ist z. B. die Multikulturalität: Zum einen gibt es sicher Menschen, die noch mehr aufgrund ihrer Herkunft, einer Sprachbarriere, aus dem Herkunftsland möglicherweise für Deutschland falschen Einstellung zum Rettungsdienst „gehindert" sind, an Erste-Hilfe-Kursen teilzunehmen oder schlicht einen halbwegs qualifizierten Notruf abzusetzen. Umgekehrt arbeiten und leben in Frankfurt Menschen aus Herkunftsländern, in denen das Thema Wiederbelebung schon wie Fahrradfahren gelehrt und gelebt wird. Die sind es dann, die ohne viel Nachdenken und Aufhebens einfach anfangen, zu reanimieren.

In Großstädten, insbesondere Frankfurt als „Bankenstadt", gibt es sicher auch einen größeren Anteil an Single-Haushalten, wodurch der Kreislaufstillstand erst gar nicht „just in time" bemerkt wird. Das sind aber alles nur Mutmaßungen.

Wie oft beginnen Ersthelfende mit einer Laienreanimation bevor der RTW eintrifft?

Diese Frage interessiert mich ebenfalls brennend, umso mehr freue ich mich, dass die Stadt Frankfurt mittlerweile am Deutschen Reanimationsregister teilnimmt.

In welchem Umfeld finden die meisten Reanimationen statt?
Auch diese Frage kann ich valide erst nach Auswertung der Daten aus dem Reanimationsregister beantworten. Ich vermute aber, empirisch ist die Quote im häuslichen Umfeld höher.

Welche Erfahrungen haben Sie mit Ersthelfenden bei Reanimation als Notarzt gemacht?
Sehr selten, wie vermutlich die meisten. Nach eigener Beobachtung waren das oftmals Menschen aus medizinischen Berufen, selten Notfallzeugen ohne medizinischen Hintergrund. Ich war aber tatsächlich einmal in einer Familie, in der der Sohn seinen Vater reanimiert hat, während der Rest der Familie mit zittriger Stimme und tränenüberströmt „Stayin' alive" von den Bee Gees gesungen hat, weil die Familie erst kürzlich gemeinsam einen Erste-Hilfe-Kurs besucht hatte. Die Reanimation verlief primär erfolgreich.

Die Quote an durch bereits durch Notfallzeugen begonnenen Reanimationen steigt aber meiner Wahrnehmung nach stetig an, seit die Mitarbeiter in den Leitstellen, wann immer möglich, die Notrufenden telefonisch in Reanimation anleiten. Auch in Frankfurt erfolgt, wann immer möglich, die Telefonreanimation.

Wie liegt in Frankfurt die Überlebensquote von allen reanimierten Patienten pro Jahr?
Das kann ich Ihnen leider aus den vorgenannten Gründen nicht beantworten.

Welche Gründe gibt es Ihrer Erfahrung nach, dass Laien nicht häufiger mit einer Wiederbelebung beginnen?
Lassen Sie mich dazu die Gelegenheit nutzen, etwas zum Begriff „Laienreanimation" voranzustellen. Ich halte diesen Begriff für nicht zielführend. „Laien" gibt es in der katholischen Kirche als klare Abgrenzung zu den „Priestern"! Ich würde mich, damit bezeichnet, immer ein wenig gegenüber den Reanimationsprofis „abgewertet" fühlen. Ich plädiere daher mit Nachdruck, auch schon auf den Jahrestagungen des Deutschen Reanimationsregisters (ich habe in meinem vorherigen Wirkungskreis langjährig am Deutschen Reanimationsregister teilgenommen, und durfte damit an den Jahrestagungen, die exzellent sind, teilnehmen) dafür, den Begriff „Laienhelfer" zu streichen und lieber den Begriff „Notfallzeuge" zu verwenden. Bislang aber leider ohne wirkliches Gehör.

Zu Ihrer Frage kann ich nur das schon oben angeführte nennen: Angst aus mangelndem Wissen, etwas falsch zu machen, eigene mentale Überforderung mit der plötzlichen, unangekündigten Situation, mangelndes Basiswissen (noch nie etwas von „Prüfen, Rufen, Drücken" gehört) etc.

Vor welche Probleme sind die Kollegen beim Eintreffen am Einsatzort gestellt, sofern ein Herz-Kreislauf-Stillstand vorliegt?
Ich denke, wie überall: möglicherweise (technische) widrige Situationen? Hauptsächlich aber, so glaube ich, von der von vorneherein bestehenden statistischen Aussichtslosigkeit durch das zu lange Intervall zwischen Ereignis und Beginn der Wiederbelebung durch den Rettungsdienst, trotz Anwesenheit von Notfallzeugen, die aber nicht mit einer Reanimation begonnen haben. Trotzdem wird selbstverständlich bei jedem alles versucht, weil die „Aussichtslosigkeit" ja nicht ex ante beurteilt werden kann.

Seit wann werden bei Ihnen die Anrufer am Notruf mittels eines standardisierten Verfahrens zum Beginn der Wiederbelebung aufgefordert?
Das kann ich Ihnen gar nicht genau sagen: Die Telefonreanimation war schon vor meinem Wechsel nach Frankfurt hier etabliert.

Welche Erfahrungen haben Sie mit der Telefonreanimation gesammelt?
In den Gesprächen mit Kollegen der Leitstelle im Grunde nur positive. In manchen Situationen gelingt die Anleitung wegen einer unüberwindbaren Sprachbarriere nicht oder der Notrufende ist körperlich einfach nicht dazu in der Lage, zu reanimieren. Manchen frustriert das etwas, trotz aller Professionalität. Im Landkreis, in dem ich vorher tätig war, habe ich die erfolgreich verlaufenden Fälle für das Register bis in die Kliniken nachverfolgt und auch bei den Leitstellenmitarbeitenden die Meldung einer Telefonreanimation eingefordert. Die sich dadurch ergebenden Rückmeldegespräche zum Leitstellenkollegen, der die Telefonreanimation angeleitet hat, wirkten bei positiv verlaufendem Ergebnis aus der Klinik sehr motivierend.

Welche Möglichkeiten zur Ergänzung der Rettungskette gibt es in Frankfurt noch?
Gut, dass Sie es ansprechen: Jeder Beamte im Einsatzdienst ist mindestens Rettungssanitäter, auf jedem Hilfeleistungslöschfahrzeug (HLF) sitzt mindestens ein Rettungsassistent oder Notfallsanitäter. Somit ist jede Löschgruppe in der Lage sofort professionelle Wiederbelebungsmaßnahmen durchzuführen. Alle Fahrzeuge sind auch entsprechend mit Basismaterial zur Wiederbelebung ausgestattet.

Neben der First-Responder-Tätigkeit im Bedarfsfall werden die HLF auch regelhaft bei laufenden Reanimationen zur Unterstützung alarmiert. Alle notarztbesetzten Einsatzmittel verfügen über ein mechanisches Reanimationssystem, mit der dadurch gegebenen Option, Patienten auch unter weiterlaufender Reanimation zu transportieren. Dies erfolgt, aber nicht grundsätzlich, sondern nur beispielsweise in Fällen mit dem notärztlichen Verdacht auf eine Ursache für den Kreislaufstillstand, die präklinisch nicht sicher validierbar, bzw. ausschließbar, oder zu beheben erscheint. Zuletzt verfügt Frankfurt über mehrere ECMO- (ECMO = extrakorporale Membranoxygenierung), also ECLS-Zentren (ECLS = Extracorporeal Life Support).

Was hat das Vorhandensein von Laien-Defibrillatoren geändert?
Bitte … keine Laien-Defibrillatoren (!), sondern automatisierte externe Defibrillatoren (AED). Nun, auch hierzu kann ich wenig sagen, weil mir valide Daten fehlen. Da im Rettungsdienstbereich Frankfurt aber Deutschlands größter Verkehrsflughafen mit einer der weltweit größten medizinischen Versorgungseinrichtungen an einem Flughafen liegt und ich ein sehr freundschaftliches Verhältnis zu den Kollegen dort habe, kann ich berichten, dass die dort vorhandenen AED schon manches Leben gerettet haben.

Wird sich zu sehr auf die Geräte statt auf die konservative Herzdruckmassage verlassen?
Aus eigener Erfahrung eher nein. Die Reanimationssituationen, in denen kein AED angeschlossen ist, überwiegen meiner Meinung nach noch deutlich.

Sehr gut finde ich den Hessischen Erlass zu AED in öffentlichen Gebäuden, in dem dringend empfohlen wird, beim Installieren eines AED in einem kommunalen Gebäude auch möglichst viele Mitarbeitende in BasicLife Support (BLS) zu schulen. Es wirkt fatal, wenn zwar alle wissen, wie ein AED aussieht und angeschlossen wird, sich dann aber schulterzuckend anschauen, wenn der AED „kein Schock empfohlen" meldet. Auch das Gesundheitsamt Frankfurt mit einer erheblichen Zahl an Publikumsverkehr ist auf jeder Etage mit einem frei zugänglichen AED ausgestattet. Nahezu alle Kollegen dort sind in BLS von mir unterwiesen worden. Wir wären also vorbereitet.

Welche Rollen spielen neue Technologien wie die Alarmierung von qualifizierten Ersthelfern per App bei der Notfallversorgung in Ihrer Stadt?
Der Magistrat hat mittel zur Verfügung gestellt, im Rahmen einer Projektarbeit schnellstmöglich ein app-basiertes Voraushelfersystem zu installieren. Das Projekt zur Installierung startet im zweiten Halbjahr 2025. Herausforderungen werden die Schnittstelle zur alarmierenden Zentralen Leitstelle

sein, und die Magistratsforderung, dass möglichst auch alle Voraushelfer alarmierbar sein sollen, die z.B. als „Einpendler" in ihrem Heimatbereich registriert sind, nicht jedoch parallel im Frankfurter System.

Der Schriftsteller Joachim Meyerhoff erlitt in seiner damaligen Wahlheimat Österreich einen Schlaganfall, und es kam, seiner Beschreibung nach, zu einer Verzögerung bei der Zuweisung einer geeigneten Zielklinik. Wie sieht hier die Technologie in Hessen aus?
Hessen ist hier meiner Meinung nach sehr fortschrittlich und gut aufgestellt. Seit Jahren gibt es ein elektronisches Zuweisungssystem, dass flächendeckend in Hessen alle minutenaktuellen Versorgungsverfügbarkeiten, differenziert nach Leitsymptom oder Verdachtsdiagnose und der Versorgungsdringlichkeit, abbildet.

Der Interdisziplinäre Versorgungsnachweis (IVENA), der in den meisten Ländern von der Leitstelle geforderte Bettennachweis, wurde hier in Versorgungskapazitäten umbenannt und die Meldung direkt an den Ort der Versorgung delegiert. Der diensthabende Verantwortliche in einer Klinik kann damit ohne irgendwelche Telefonate eigenständig Versorgungsressourcen minutengenau an- oder abmelden. Der Rettungsdienst sieht nach Eingabe einer dreistelligen Verschlüsselungsziffer für eine Vielzahl an Leitsymptomen oder Verdachtsdiagnosen sofort alle verfügbaren Versorgungsmöglichkeiten, weiter differenziert nach Alter (also z. B. Kinder) und Dringlichkeit. Bei erfolgter Auswahl und Eingabe ins System erscheint der Patient mit allen relevanten Daten (Verdachtsdiagnose, Ansteckungsfähigkeit, Alter, Notarztbegleitung, Beatmung, etc.) und der voraussichtlichen Eintreffzeit auf dem Anmeldebildschirm der ausgewählten Klinik. Die früher zum Teil sehr zeitaufwendige und mühsame Suche „nach einem Bett" entfällt damit komplett. Das System funktioniert sehr stabil und bietet noch viel mehr. Das würde aber hier den Rahmen des Interviews sprengen.

Was sind in einer Großstadt wie Frankfurt die zukunftsweisenden Schritte für eine Verbesserung der frühzeitigen Versorgung von Personen mit Herz-Kreislauf-Stillstand?
Mein erklärtes Ziel ist es, in einem der nächsten Jahre die Initiative „Schüler retten Leben" zu etablieren. Ich glaube, hier liegt ein Schlüssel in der Reduktion des therapiefreien Intervalls. Als Vater von zwei Kindern habe ich zum einen die Erfahrung gemacht, dass „Prüfen, Rufen, Drücken" wirklich und im wahrsten Sinne des Wortes „kinderleicht" ist und die ganzen hier bereits benannten Hindernisse, zu helfen, in kindlichen Köpfen noch nicht so stark ausgeprägt sind. Zum anderen leide ich aber schon die gesamte Schulzeit

meiner Kinder „am System" (Lehrerschaft, Direktorium, Staatliches Schulamt, Kultusministerium). Ich bin inBezug auf dieses Thema zwar hoch motiviert, aber auch Realist, dass das ein ziemlich „dickes Brett" in der Schullandschaft ist.

Welchen Einfluss hatte die Coronakrise auf die Hilfsbereitschaft in der Bevölkerung?
Ich glaube, dass eine mögliche Angst vor einer Infektion im Kontext zur Bereitschaft, Wiederbelebungsmaßnahmen durchzuführen, keinen wesentlichen Einfluss hatte.

Vita
Dr. med. Frank Naujoks, Facharzt Anästhesie und Notfallmedizin, nach dem Abitur Zivildienst im Rettungsdienst der Stadt Frankfurt, Rettungsassistent, Studium der Humanmedizin in Frankfurt am Main, nach dem Praktischen-Jahr als AiP in der Chirurgie tätig, später aber Weiterbildung zum Anästhesisten; nach klinischer Tätigkeit Wechsel in die Ärztliche Leitung Rettungsdienst im Landkreis Offenbach (Hessen), seit 2019 Übernahme des Amts der Ärztlichen Leitung Rettungsdienst der Stadt Frankfurt am Main; verheiratet, zwei erwachsene Kinder, Mitglied in der Einsatzabteilung der Freiwilligen Feuerwehr Langen (Hessen).

GPSR Compliance

The European Union's (EU) General Product Safety Regulation (GPSR) is a set of rules that requires consumer products to be safe and our obligations to ensure this.

If you have any concerns about our products, you can contact us on

ProductSafety@springernature.com

In case Publisher is established outside the EU, the EU authorized representative is:

Springer Nature Customer Service Center GmbH
Europaplatz 3
69115 Heidelberg, Germany